W0410335

L. KREUTZER /
U. GARDEIN (Hrsg.)

Die gruseligsten Orte in Köln

GRUSEL UND SCHAUER IN KÖLN Zwölf gruselige Geschichten von zwölf Autoren über zwölf reale Orte in Köln, angelehnt an Ereignisse und Legenden von der Antike bis in die Gegenwart: Wie eine der Jungfrauen von St. Ursula Angst und Schrecken verbreitete. Welchen grausamen Ursprung die Rivalität zwischen den beiden großen Rheinstädten hat. Als ein Messdiener im Dom von einem Geist und einer bösen Tat heimgesucht wurde. Wie zwei Liebende in einem Turm am Rhein ihrem grausamen Schicksal ausgeliefert wurden. Warum die Erbin des Postmeisters sich spät, sehr spät, doch noch rächte. Als ein Mann auf den Rheinwiesen den fatalsten kleinen Fehler seines Lebens machte. Was sich alles zuträgt in einer alten Villa, die niemand mehr betreten will. Auf welche skurrile Weise eine Mumie in einem Nobelhotel einen Mord vereitelte. Wie eine alte Dame die grausame Geschichte erzählt, die hinter einem Wandbild voller Blüten steckt. Warum ein alter Mann immer wieder auf einen Spielplatz zurückkehrte, um einen kleinen Jungen zu beschenken. Als eine alte Frau nach dem Tod ihres Mannes glaubte, den wahren Messias zu kennen und wie die Deutzer Brücke zum Zentrum einer tragischen Liebe wurde.

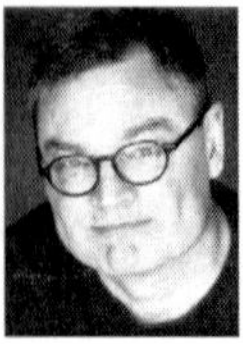

© Jutta Benzenberg

Lutz Kreutzer lebt in München. Er ist Autor von Thrillern, Kriminalromanen und Sachbüchern. Seine Arbeit wurde mit mehreren Stipendien gefördert.

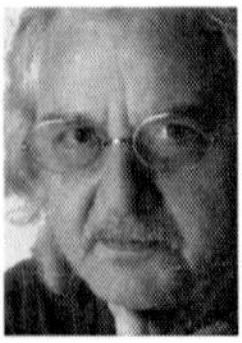

Uwe Gardein lebt in der Nähe von München. Er ist Autor von Kriminalromanen sowie historischen Romanen und erhielt das Förderstipendium für Literatur der Stadt München.

L. KREUTZER /
U. GARDEIN (Hrsg.)

Die gruseligsten Orte in Köln

SCHAUERGESCHICHTEN

GMEINER

Personen und Handlung sind frei erfunden.
Ähnlichkeiten mit lebenden oder toten Personen
sind rein zufällig und nicht beabsichtigt.

Immer informiert

Spannung pur – mit unserem Newsletter informieren wir Sie
regelmäßig über Wissenswertes aus unserer Bücherwelt.

Gefällt mir!

Facebook: @Gmeiner.Verlag
Instagram: @gmeinerverlag
Twitter: @GmeinerVerlag

Besuchen Sie uns im Internet:
www.gmeiner-verlag.de

© 2019 – Gmeiner-Verlag GmbH
Im Ehnried 5, 88605 Meßkirch
Telefon 07575/2095-0
info@gmeiner-verlag.de
Alle Rechte vorbehalten
2. Auflage 2023

Lektorat: Claudia Senghaas, Kirchardt
Herstellung: Mirjam Hecht
Umschlaggestaltung: U.O.R.G. Lutz Eberle, Stuttgart
unter Verwendung eines Fotos von: https://commons.wikimedia.org/
wiki/File:St._Ursula_(Köln),_Goldene_Kammer.jpg
Karte S. 6: Katrin Lahmer
Druck: Custom Printing Warschau
Printed in Poland
ISBN 978-3-8392-2454-0

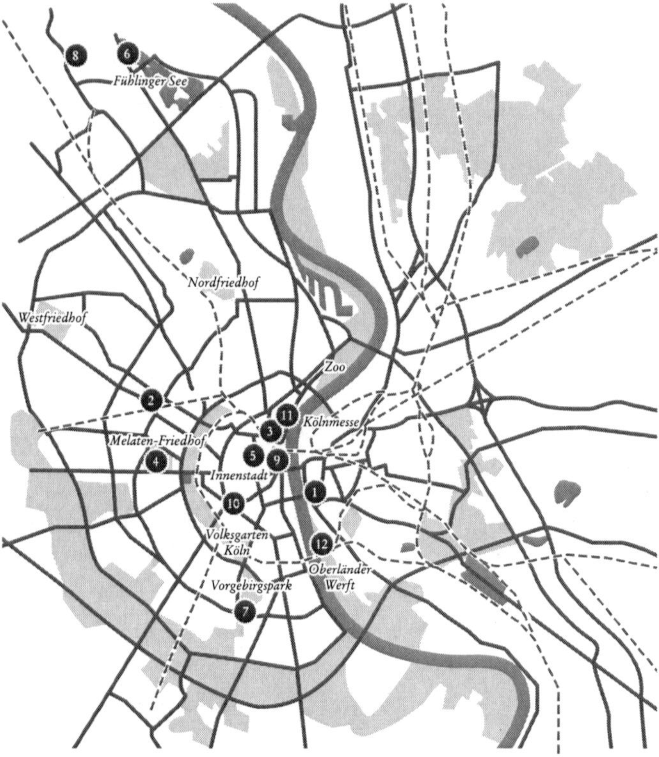

1 *Der Friedhof der schönen Dinge*
2 *Die Blüte der Erinnerung*
3 *Spinne und Kreuz*
4 *Geh Sterben*
5 *Der Mumienmörder*
6 *Mein eigen Fleisch und Blut*
7 *Die Sache*
8 *Familiengeschichte*
9 *Der Messediener*
10 *Der Messias und Margalit*
11 *Der Wegschnapp*
12 *Mord auf den Poller Wiesen*

http://grusel-koeln.lutzkreutzer.de/

1 SPINNE UND KREUZ

VON ISABELLA ARCHAN

Wenige Gehminuten vom Kölner Dom entfernt, befindet sich Sankt Ursula. Das Bauwerk zählt zu den großen romanischen Kirchen Kölns und beherbergt tatsächlich einen Schatz: Die goldene Kammer, in der sich Reliquienbüsten und Schädelreliquiare verbergen.

In diesem auch Schreckenskammer genannten Raum ist in der Anordnung der Knochen zu lesen: S. Ursula pro nobis ora. *Ursprünglich wurden die Gebeine für die sterblichen Überreste der berühmten Kölner Jungfrau gehalten, die, der Legende nach, im 4. Jahrhundert nach Christus durch den Pfeil des Hunnenfürsten als Märtyrerin starb.*

Sie und ihre elf jungfräulichen Gefährtinnen waren bei der Landung ihrer Schiffe, von einer Wallfahrt kommend, in Köln auf die Hunnen gestoßen, die damals die Stadt besetzt hielten.

*

Hallo, Bernd!

Bernd hatte die E-Mail geöffnet.

Das weiße schmale Haus im Kölner Veedel Deutz, das Bernd mit seiner Mutter bewohnte, war bereits vorweihnachtlich geschmückt an diesem 1. Dezember. Auf den

Klebebildern am Fenster in seinem Zimmer flogen kleine nackte Engelchen über weißen Wolken.

Das andere Bild, das die schöne fremde Frau mit ihrer E-Mail gesendet hatte, zog Bernd mehr an. Nun ja, sie zog ihn mit ihren schwarzen Haaren, dem wohlgeformten Mund und dem weißen Stern im Haar nicht nur an, sie verzückte ihn.

Er fragte sich, ob es möglich wäre, dass er tatsächlich diese mysteriöse und zugleich wundervolle E-Mail-Verfasserin kennenlernen könnte. Wie er in den Zeilen aufgefordert worden war. Ein Treffen. Es klang nach Fake, aber Bernd konnte sich nicht überwinden, die Nachricht in den Spamordner zu verschieben.

Sag zu, wenn du mich sehen möchtest. Heute. Um sieben Uhr abends an der Kirche Sankt Ursula. Wir werden uns erkennen – auch nach Ewigkeiten. Cordula.

Wir kennen uns? Ewigkeiten? Bernd war die E-Mail-Adresse der Absenderin völlig neu. Auch der Name sagte ihm nichts. Cordula. Er sah sich erneut das Foto an, blickte in diese umwerfenden Augen, die ihn zu fixieren schienen. Nein, an eine derartige Begegnung hätte er sich erinnert.

Ein Scherz? Eine Verwechslung?

Die wichtigste Frage allerdings lautete: Sollte er zusagen und hingehen?

Bernd musste über den Treffpunkt schmunzeln. Eine Kirche. Sankt Ursula.

Einmal in all den Jahren, seit er mit seiner Mutter in Köln lebte, hatte er sich in die eindrucksvolle Basilika verirrt. Heiß war es gewesen. Die verlockende Kühle im Inneren des Gebäudes hatte ihn angezogen, denn von Gotteshäusern im Allgemeinen hielt er nicht viel. Er war bei dieser Gelegenheit durch die Schreckenskammer gelaufen, die als Touristenattraktion galt. Es war überwältigend, wie auch irritierend gewesen. Sich Totenschädel und Reliquiengebeine anzusehen, war nicht seins. Angeblich von im 4. Jahrhundert nach Christus von Hunnen ermordeten Jungfrauen. Einfach gruselig. Nach wenigen Minuten war er wieder draußen und hatte sich lieber auf eine der Kirchenbänke gesetzt, um durchzuatmen. Die Gänsehaut auf seinen Armen war nicht von den Innentemperaturen gekommen.

Er könnte die Kammer noch einmal besuchen. Mit Cordula.

Bernd schüttelte seinen Kopf. Es musste ein Irrtum sein. Doch schon während des Schüttelns dachte er darüber nach, ob er seiner Mutter den Vorschlag machen sollte, am frühen Abend den Weihnachtsmarkt am Dom zu besuchen. Mit der Nachbarin Elke. Die beiden Tratschtanten würden sich anschließend ins Café »Ludwig« setzen, und er hätte mindestens eine Stunde freien Spielraum, indem er behauptete, er würde sich nach Weihnachtsgeschenken umsehen.

Wenn diese Cordula nicht kam, dann würde er früher zu Mutti und Nachbarin stoßen und sich nicht völlig lächerlich vorkommen.

Ein Hauch von Verbotenem wehte Bernd an und ließ ihn schlucken. Das Bild war aber auch anziehend. Er zoomte es größer und bemerkte erst jetzt, dass das Schmuckstück in Cordulas Haar ein Seestern zu sein schien. Nein, genau betrachtet, war es eine Spinne.

Spinne und Kreuz lautete der Betreff der E-Mail.

Ah ja, dachte Bernd und konnte absolut nichts damit anfangen.

Seine Finger kreisten über der Tastatur. Landeten. Tippten. Er klickte auf Senden. Eine Zusage ging ins Netz, ein passender Vergleich zum Spinnenhaarschmuck. Seine Hände zitterten nach der Aktion.

Bernd hatte noch nie auf eine derartige Nachricht geantwortet.

Von Zeit zu Zeit kamen schon mal gewisse Angebote herein. Junge Frauen mit freizügigen Fotos schickten Kontaktanfragen und sehnten sich angeblich nach einem wie ihm. Denn manchmal surfte Bernd auf Seiten, die seiner Mutter sicher nicht gefallen hätten. Aber er war eben auch nur ein Mann, und wenigstens hin und wieder brauchte er ein bisschen Wagemut in seinem braven Leben in dem weißen schmalen Haus in der Thusneldastraße. Hoffentlich kostete ihn seine Kühnheit durch seine Antwort nicht eine Stange Geld. Im World Wide Web war man immer einer potenziellen Abzocke ausgeliefert.

Ein leiser Ton holte ihn aus seinen Überlegungen.

Das Bild der geheimnisvollen Cordula tauchte erneut in einer Rückmail auf seine Zusage auf. Der neue Text lautete: *Wundervoll – im Namen von Ursula – ich freue mich auf dich, Bernd!*

Bernd fühlte sich berührt, und zugleich stieg seine Aufregung. Ein Schauer lief über seinen Rücken. Es war, als würde sein Name nicht nur auf dem Bildschirm erscheinen, sondern wie ein gehauchtes Versprechen durch sein Arbeitszimmer schweben. Aber wer zum Teufel war denn dazu auch noch Ursula?

Bernd legte seine linke Hand auf seine Brust und tippte mit dem Zeigefinger der Rechten ein *Wer bist du?* ein.

Diesmal kam keine weitere Antwort. Eine halbe Stunde später gab Bernd das Warten auf. Doch nicht das

Fünkchen Hoffnung, das ihn daran glauben ließ, hinter der Frau mit den schwarzen Haaren könnte ein realer Mensch verborgen sein. Eine Frau, die ihn in den Tiefen des virtuellen Kosmos auserkoren hatte.

Immerhin schien Cordula Bernd ja zu kennen.

Wenn jemand Bernd heute Morgen erzählt hätte, dass ihn mittags noch ein anonymer E-Mail-Verkehr mit einer Unbekannten so aus der Bahn werfen würde, hätte er dem einen Vogel gezeigt und seinen Bierbauch mit einem hämischen Gelächter zum Wogen gebracht.

Er googelte nach »Spinne und Kreuz«. Außer Kirchen, Kreuzformen und Bildern von Spinnentieren fand er nichts.

Egal, er würde es wagen. Heute. In sagenhaften – er sah auf die Uhr – sechs Stunden, würde er mit weichen Knien vor dem Eingang der Kirche Sankt Ursula stehen und nach einer Frau namens Cordula Ausschau halten.

»Bernd, ming Jung. Essen ist fertig!«

Mutters Stimme von unten aus dem Wohnzimmer war wie ein Faustschlag, der Bernd in die Realität zurückboxte.

»Was?«

»Dat heißt ›Bitte‹, Bernd. Essen! Trödel nicht, ich habe extra für dich decke Bunne met Speck gekocht. Dat soll net kalt werden.«

»Isch kumm, Mutti. Wollen wir später zum Weihnachtsmarkt am Dom? Mit der Frau Elke?«

*

Cordula verlässt ihr Versteck hinter der Mauer. Sie hätte bleiben können, zusammengekrümmt, erstarrt, den Atem anhaltend. Doch die Männer hätten sie ohnehin unausweichlich aufgespürt.

Sie kann Aukta und Odilia erkennen, die über den Abhang getrieben werden. Bleich, mit angstvoll geweiteten Augen. Den Jungfrauen und Reisegefährtinnen ist die Fassungslosigkeit über das Grauen anzusehen. Odilia schluchzt und wird von Aukta gestützt.

Wir werden alle sterben, denkt Cordula. Ein Schrei der Verzweiflung entkommt ihrer Brust. Im Gehen rauft sie sich die schwarzen Haare, zerreißt die feine Spitze an ihrem Oberkleid.

Dann entdeckt sie Ursula. Dort, am Ufer des Flusses, vor einem der Schiffe, auf denen sie alle nach Köln gesegelt wurden. Auf Pilgerfahrt aus Rom.

Ursula lächelt. Sie sieht ihrem Schicksal mit Gelassenheit entgegen. Hat sie nicht davon geträumt und im Traum dem Engel gedankt, als er ihr das Martyrium prophezeite?

Lieber Tod als Entehrung.

Ich bin nicht mutig, denkt Cordula, ich fürchte mich schrecklich.

Einer der Hunnen, die sie nun eingekreist haben, fasst Cordula schmerzhaft am Oberarm. Es sind wilde Gesellen mit ihren Bärten, ledernen Mänteln und spitzen Helmen. Sie will sich wehren, aber wieder geht ihr Blick zu Ursula.

Ein Schimmer scheint die junge Königstochter jetzt zu umgeben, der sie noch schöner und liebreizender aussehen lässt. Mit erhobenem Haupt steht sie dem Hunnenfürsten auf seinem Pferd gegenüber.

Seitlich, mit Säbeln in Schach gehalten, sieht Cordula all die anderen Jungfrauen sich aneinanderklammern. Eine verlorene Schar, dem Tode geweiht wie sie selbst.

Der Krieger stößt sie vorwärts, ihre Knie knicken ein und sie geht zu Boden. Hart ist der Untergrund, und ihre zarte Haut platzt auf. Der Schmerz ist grell, aber

Cordula weiß, dass sie und die anderen erst am Anfang ihres Leidens stehen. Wie kann sie es schaffen, so stark zu sein wie Ursula und mit erhobenem Haupt ihr Schicksal anzunehmen?

Cordula stützt sich am Boden ab, lässt den Kopf gesenkt, holt Atem und sucht in ihrem Herzen nach Gottvertrauen. Unter ihren Handflächen ist Erde, ein Grasbüschel, ein paar Steine. Dazwischen bewegt sich etwas. Klein, flink, behände.

Es ist eine Spinne.

Das Tier ist weiß. Vollkommen weiß. Als würde es die Reinheit, die im jungfräulichen, gottgeweihten Herzen leuchtet, nach außen tragen. In die Welt.

»Spinne und Kreuz«, flüstert Cordula. »Spinne und Kreuz.«

Wut kommt hoch und lässt die Verzweiflung schrumpfen.

Ein Netz werde ich spinnen, denkt sie weiter. Ein Netz über die Zeit, in dem sich der Peiniger verfangen wird.

Sie streckt ihre linke Hand nach vorne, formt mit den Steinen ein Kreuz. Die Spinne krabbelt darüber. Es ist wie eine Vereinigung ihres Glaubens mit ihrem Zorn.

Dann packt der Hunne wieder zu, Cordula wird hochgerissen. Sie sieht in sein Gesicht, seine Augen, da ist kein Funken Mitleid. Und ja, die nächsten Stunden sind Qual, Jammer und Schmerz. Unentrinnbar, am Ende der Tod.

Aber da schimmern auch Stärke und Stolz in den Ritzen des Martyriums. Am Ende wartet ein Licht, das ein neues Zuhause verheißt.

Doch keine Vergebung.

*

Paul trat von einem Bein aufs andere, während Linus direkt an der hinteren Kirchenmauer seine Blase erleichterte.

Ich pisse auf dein Haus, dachte er. Schick doch einen Blitz, der mich erschlägt, wenn du es scheiße findest.

Als ihn kein Schlag aus heiterem Himmel traf, schüttelte er die Tropfen ab und zog den Reißverschluss schnell hoch. Die Kälte kribbelte unangenehm auf seiner Haut.

Seinen Baseballschläger hatte sich Linus dabei unter seine linke Achsel geklemmt. Mit seinem Käppi sah er ein wenig wie Charlie Brown aus, hatte ihn Sandra aufgezogen. Sie war eben um die Ecke geschlendert und hielt sich an der äußeren Seitenmauer auf.

Linus' Zischen war scharf. »Komm sofort zurück, Sandra, du Idiotin. Dort kann dich doch jeder sehen!«

Ein Wagen fuhr die Straße an der Kirche entlang. Sandras bleiches Gesicht erhellte sich für Sekunden. Die Weihnachtsmütze auf ihrem Kopf ließ sie wie eine Figur aus einem Disneyfilm wirken.

Linus packte sie am Handgelenk und zerrte sie grob durch den Eingang und weiter zum Parkplatz zurück. Im winterlich kahlen Gebüsch, das links und rechts an der Kirchenmauer gepflanzt worden war, waren sie auch ohne Blätterwerk von der Straße aus nicht mehr zu sehen. Das Licht, das aus den Kirchenfenstern hinter ihnen schimmerte, gab genug Helligkeit, um sich orientieren zu können.

Bei ihrem Vorhaben würden sie demnach kaum zu erkennen sein. Scherenschnitte in einem diffus erleuchteten Streifen. Die Kunst war, rasch vorzugehen, wenn es so weit war. Sich danach noch schneller aus dem Staub zu machen. Der Nervenkitzel würde sie hochpuschen.

Drei Autos parkten auf der markierten Fläche.

»Ich wollte bloß gucken. Und ich bin keine Idiotin, klar?«

Sandra kaute Kaugummi, ihr schmaler Mund bewegte sich ununterbrochen. Zugleich spielten ihre Finger mit dem Smartphone.

Paul knabberte an seinem Daumennagel. Er war heute das erste Mal dabei und sichtlich nervös. Dass Linus ihn ausgesucht hatte, schlechte Haut, schüchtern im Umgang mit Mädchen, unauffällig, kam ihm immer noch unwirklich vor.

»Was, wenn einer kommt? Eine der Karren eine Alarmanlage hat, oder so?«

»Bis sie es schnallen, sind wir weg.«

»Warum denn ausgerechnet bei einer Kirche, Linus?«

Linus grinste Paul an, während er Sandra den Rücken streichelte. Sie zog die Schultern hoch. Die Weihnachtsmütze wackelte. Linus' rechter Oberschenkelmuskel zuckte.

»Weil das Tor offen war. Gelegenheit, verstehste? Besser wird's heute nicht mehr.«

Linus machte einen großen Schritt von Sandra weg zu Paul hinüber. Er packte den schmächtigen Jungen am Kragen seiner Winterjacke und schüttelte ihn durch. Paul machte keine Anstalten zur Gegenwehr, bis Linus ihn wieder losließ.

»Also Pauli, so läuft's. Ich suche mir eine von den Karren aus, und auf mein Kommando legen wir los. Ich hau mit meinem Schläger das Fahrerfenster ein, du schlitzt die Reifen auf und unser Schätzelein hier«, er war wieder bei Sandra, »sprüht die Kühlerhaube an. Das wird krass.«

Linus grinste. Sandra kicherte, kam näher an Paul heran und strich ihm über die Wange. Ihre Finger waren kalt, Eissplitter. Dann zückte sie aus ihrer Umhängetasche eine Spraydose. »Schwarz. Wie es zu coolen Mädchen passt. Vielleicht gehört ja eines der Autos dem Papst selbst.«

Paul nickte, auch wenn er Sandras Bemerkung strunzdoof fand. Aber Linus hatte das Sagen. In der Klasse ebenso wie hier. Und Sandra war Linus' Freundin.

Der wurde wieder ernst.

»Am liebsten würd' ich sie alle drei demolieren. Mal sehen, wie's anläuft.«

Vorher waren sie über den Weihnachtsmarkt spaziert und hatten sich jeder einen Punsch reingezogen. Sandra dazu noch Zuckerwatte. Paul war vor bis an den Rhein gelaufen, hatte sich am Wasser in den Wind gestellt. Er hatte tief ein- und ausgeatmet und sich so lebendig gefühlt wie selten.

Seine Mutter war ihm eingefallen, ihr Bemühen ihn großzuziehen, und da hatte er ein Zögern gespürt. Aber dann war Sandra neben ihm aufgetaucht mit der Weihnachtsmütze auf dem Kopf. Sie hatte mit ihrem Kaugummi eine Blase gemacht. Jeder Gedanke an Konsequenz oder Schuld war von Paul weg und weiter flussabwärts geflossen.

»Also, auf drei, oder was?« Pauls Stimme wisperte.

Sandra drehte das Display ihres Smartphones in Pauls Richtung und giggelte.

»Ich mach' ein Selfie, bevor wir abhauen.«

Linus nahm den Baseballschläger in beide Hände und schlenderte an den Autos entlang.

Paul merkte, dass er trotz der Kälte zu schwitzen

begann. Er spürte das Adrenalin durch seinen Körper strömen. Er griff in seine Jackentasche. In der Sekunde schoss ihm durch den Kopf, dass er das Taschenmesser vergessen hatte, mit dem er die Reifen hätte aufschlitzen sollen. Linus würde ihm den Hals umdrehen und sich morgen vor der ganzen Klasse über ihn lustig machen.

Jetzt raste sein Herzschlag, aber nicht vor Vorfreude.

»Oh Gott, da kommt einer.« Sandras Stimme quiekte.

Linus packte sie.

»Los, wir verstecken uns und warten ab. So 'ne verdammte bescheuerte Scheiße!«

Auch er hörte sich trotz des Kraftausdrucks erschrocken an.

Nur Paul fiel vorerst ein Stein vom Herzen.

*

Der Abend war kalt und windig.

Bernd wäre fast bei Mutti und Nachbarin Elke im warmen Café geblieben. Doch das Bild der Frau hatte eine glühende Spur in seinem Hirn und tieferen Regionen hinterlassen.

Nach dem Trubel auf dem Weihnachtsmarkt am Dom waren auf den Straßen Richtung Sankt Ursula-Kirche kaum Menschen unterwegs. An der Ecke zum Ursulaplatz hatte ein Mann mit seinem Pudel Bernds Weg gekreuzt. Der Hund hatte an Bernds Hose geschnüffelt.

Auf den letzten Metern war ihm eingefallen, dass um diese Zeit das Gittertor am Eingang zum Kirchengelände sicher längst verschlossen war. Es war eine Fake-E-Mail gewesen, das stand jetzt schon fest. Hatte er je eine dümmere Aktion durchgezogen?

Trotzdem ging er weiter.

Das gusseiserne schwere Tor stand offen. Weit. Unfassbar.

Der asphaltierte Eingangsbereich war nicht erleuchtet, dafür fiel Licht durch die bunten Kirchenfenster nach draußen und ließ den breiten Weg leicht schimmern.

Romantisch wirkte das Leuchten, mystisch, ein wenig wie nicht von dieser Welt. In der Stille hörte Bernd sein Herz klopfen. Es schlug zu schnell. Das Blut in seinen Ohren rauschte. Er wollte sich gar nicht vorstellen, wie hoch sein Blutdruck im Moment war.

Sein Verstand, der vernünftige desillusionierte Teil, wollte, dass er auf der Stelle kehrtmachte. Seine Sehnsucht ließ ihn weitergehen. Falls es sich doch um eine fiese Abzocke handelte, hatte er zur Sicherheit gerade mal 20 Euro dabei. Sein Handy und sein Portemonnaie hatte er in der Handtasche seiner Mutter gelassen. Aber ein Kondom hatte er eingesteckt. Für den Fall, dass …

Bernd schüttelte seinen Kopf über sein unlauteres Verhalten. Wenn Mutti davon wüsste.

Bernd.

Er wirbelte herum.

Cordula.

Langes schwarzes Haar, helle Haut, volle Lippen. Wunderschön. Ihr Kleid lang, edler Stoff und mit Spitze ausgestattet. Ihr Gang leicht, ihre Bewegung elegant. Sie schien zu schweben. Auf ihn zu.

Woher kam sie? Egal.

Sie war da, das zählte.

Und ja.

Er kannte die Frau.

Wie Schuppen von den Augen fiel es ihm.

Das Erkennen war wie eine Woge aus heißem, geschmolzenem Gold. Es überspülte sein Denken, sein Herz und seine Gefühle. Setzte sie in Flammen. Verbrannte sie.

Die Jahrzehnte, die Jahrhunderte trieben lodernd an ihm vorbei.

Bernd. Das war er jetzt. Ein alleinstehender Mann, der mit seiner Mutter zusammenlebte und auf mehr in seinem Leben hoffte. Ein kleiner, ein dicker Kerl an Statur, mit wenig Ansehen, der in seinen mittleren Jahren mit den Wehwehchen des Übergewichts, mit Sodbrennen und Rückenschmerzen kämpfte. Beruflich ein mittelmäßiger technischer Zeichner, privat ein Muttersöhnchen mit dem unerfüllten Wunsch nach einer Beziehung. Kein schlechter Mensch, aber auch nie wirklich gut und tapfer oder gar kriegerisch gewesen.

Eben Bernd.

Doch nun wurde er zu vielen anderen.

Er spaltete sich auf in Menschenleben, die er durchlebt und erlebt hatte. Männer wie Frauen, jeder und jede Kinder ihres jeweiligen Zeitalters.

Er blieb er selbst und teilte sich doch in Tausende Existenzen.

Geburt, Tod, Wiedergeburt.

Immer schneller kamen die Bilder, rissen ihn mit und taten ihm weh. Denn in allen diesen Leben fühlte er Einsamkeit und Schuld. Nie eine Chance auf Vergebung.

Dann hielt das Wogen an.

Am Anfang standen sie beide.

Er, der Hunne, der Krieger.

Und die Jungfrau.

Cordula.

Damals hatte er ihren Namen nicht gewusst. Nur die Frau gesehen, die er sich nehmen und am Ende töten konnte.

Diesmal ging er in die Knie.

Er wurde klein und sie wurde groß. Sie überragte seine kniende Gestalt wie eine Riesin aus der alten Zeit, in der das Christentum noch jung und die alten Götter mächtig gewesen waren.

Er erinnerte sich.

Vor allem an seine Tat.

Seine Untat.

Die Tränen kamen, ohne dass er es merkte. Der Schmerz. Nicht der körperliche, den, den sie damals erduldet hatte, sondern der aus der Seele. Tief aus seinem Inneren quoll die Erkenntnis und das Verstehen seiner Grausamkeit, schoss aus dem Brunnen der Vergangenheit das ungesühnte Verbrechen.

Die Gefühle waren zu mächtig, um sie zu ertragen.

Sein Mund begann Schreie auszustoßen. Schrill. Hoch. Schmerzhaft.

Immer weiter. Schrei um Schrei, sich selbst verschlingend im Verstehen.

Er sah nach oben, blind geworden für die Welt, die ihn umgab. Ihrer Gnade ausgeliefert. Sein Tod würde ihren nicht wiedergutmachen, aber ein Gewicht in die Waagschale legen, wenn er am Ende aller Leben einst vor der großen Abrechnung stehen würde.

Das Schreien hörte ohne sein Zutun auf.

»Verzeih' mir«, sagte er, oder dachte er, oder träumte er.

Cordula beugte sich näher zu ihm. Sie strich über seine Stirn.

Mit ihrer anderen Hand griff sie sich ins Haar und nahm das Schmuckstück ab.

Die weiße Spinne.

Die sich bewegte und kein totes Ding mehr war. Sie krabbelte über Cordulas Hand auf seinen Kopf, über seine Stirn und seine Lippen. Er öffnete seinen Mund. Die Spinne verschwand darin.

Er schloss seine Augen.

Alle Leben strömten wieder auseinander und nahmen ihren Platz in Zeit und Raum ein.

Zurück blieb nur Bernd.

Dann kam die Dunkelheit.

*

Die Trockenheit in dem Verhörraum machte Paul zu schaffen.

Die Tür ging auf.

»Es tut mir leid, dass Sie warten mussten, Herr Sanger. Oder darf ich Sie Paul nennen?«

Der Name des Polizeibeamten war ihm entfallen. »Paul, ja.« Er flüsterte.

»Wie alt?«

»Ich bin 15. Also noch 23 Tage lang. Hab direkt am 24. Dezember Geburtstag. Doof.«

»Eigentlich doch ganz schön. Ein heiliges Kind, also, könnte man sagen.«

»Ja. Das meint meine Mutter auch immer. Sie können mich gern duzen.«

»Gut. Willst du etwas trinken?«

Paul schüttelte den Kopf und nickte zugleich.

Der Polizist zauberte eine kleine Flasche Wasser aus seiner Jacke und reichte sie ihm.

Während Paul den Verschluss drehte, schmerzten seine

Finger, als wäre er geklettert. Nach dem ersten Schluck musste er plötzlich daran denken, dass nun seine DNS oder DNA, oder wie das mit den Genen hieß, am Flaschenhals kleben geblieben war.

Paul begann mit seiner freien Hand nach einem sauberen Taschentuch in seiner Winterjacke zu kramen, mit dem er seine Spuren wieder abwischen konnte. Er bekam nur die Fetzen eines gebrauchten zu fassen.

»Fällt dir ein Grund ein, warum du und deine Freunde vor der Kirche wart, als die Sache mit dem Mann geschehen ist?« Der Polizist setzte sich Paul gegenüber. »Kommt es öfter vor, dass ihr abends durch die Stadt stromert?«

Stromern. Was für ein Wort. Paul hatte weder in der Schule, noch in den Büchern, die ihm seine Mutter aus der Bibliothek mitbrachte, jemals eine solche Bezeichnung gelesen.

Er schwieg.

Endlich bekamen seine Finger ein sauberes Taschentuch zu fassen. Das erleichterte Paul so sehr, als wäre er eben entlassen worden und hätte mit den anderen wieder »stromern« können. Er zog es heraus. Zugleich nahm er die Flasche zwischen seine Knie unter die Tischplatte und begann, den Flaschenhals damit abzureiben. Er kam sich dabei bescheuert vor, konnte aber nicht anders.

»Ich schwöre, ich habe dem Typen nichts getan. Keiner von uns.«

Dieser Satz arbeitete in Pauls Hirn weiter. Plötzlich tauchten vor seinem inneren Auge all die Krimiserien auf, die er sich zusammen mit Mama angesehen hatte. Diese Behauptung war darin oft gesagt worden. Vor allem von dem am Ende Schuldigen.

Doch hier war es die Wahrheit. Warum hätte Paul

einen Menschen töten sollen? Er war zu doof, um Autoreifen aufzuschlitzen.

Drei Stunden waren seit dem Vorfall an der Kirche vergangen.

Der Blick zurück war immer noch verstörend.

Sich vorsichtig umsehend, kommt der Typ durch das offene Gittertor und betritt das Kirchengelände. Paul quetscht sich in die Büsche. Linus geht mit Sandra hinter den Autos in Deckung, die sie eigentlich demolieren wollten.

Ein kleiner, übergewichtiger Mann ist es. In einem grauen Parka. Breit wie hoch, denkt Paul grinsend.

Dann bewegt sich der Typ Richtung Kircheneingang, nicht auf den Parkplatz zu. Paul atmet erleichtert aus.

In dem Moment kippt die gesamte Situation.

Warum und vor allem wie genau, kann Paul auch später nie mehr artikulieren. Dafür gibt es in ihm keine Worte, die er zu vernünftigen und glaubwürdigen Sätzen hätte formen können.

Der Typ bleibt stehen.

Ein Licht von oben, das aus den Kirchenfenstern kommt, wird irgendwie lebendig.

Es verdichtet sich. Nimmt Gestalt an. Wie in einem der Superheldenfilme. Genau so!

Das Licht erschafft einen zweigeteilten Körper mit acht Beinen. Paul kennt diese Form, aber er kann sie in diesem Moment nicht benennen.

Was geschieht, widersetzt sich Pauls Verstand.

Der Typ kniet nieder.

Mit einem Mal beginnt er zu schreien wie ein sterbendes Baby. Unheimlich, schrill, verloren.

Dann Stille.

Und das Licht?

Verschlingt ihn? Oder saugt ihn aus?

Auf jeden Fall tötet es ihn. Killt ihn. Er fällt zur Seite und bleibt in einer gekrümmten Haltung am Boden liegen. Als wäre er zusammengefaltet worden.

Und dann?

Paul sieht nach oben. Zu den Kirchenfenstern von Sankt Ursula. Im mittleren Fenster meint er ein Kreuz zu erkennen, das leuchtet.

Spinne und Kreuz.

Ein fremder Gedanke in Pauls Hirn.

Gruselig.

»Los, abhauen!«, brüllt Linus.

Er und auch Sandra werden später aussagen, dass sie nichts außer den Dicken gesehen haben.

Aus dem Verwaltungsgebäude neben der Kirche kommt jetzt jemand mit einer Taschenlampe gerannt. Ein Wachmann. Der schreit wiederum die Teenager an.

»Was, zum Teufel, macht ihr da? Warum ist das Tor offen? Was ist hier passiert?«

»Zum Teufel« vor einem Gotteshaus?, wundert sich Paul noch.

Er hört den Lärm von Sirenen näherkommen, die Polizei muss bereits verständigt worden sein. Sandra steht wie zur Salzsäule erstarrt. Linus sprintet erst los, um nach ein paar Schritten umzudrehen und sich an seine Freundin zu klammern.

Paul senkt seinen Kopf, seine Hände sind gefaltet wie zu einem Gebet.

Sein Blick wandert zu dem Typen am Boden. Im Strahl der Taschenlampe wirken dessen Lippen vollkommen weiß, auch sein Haar. Aus einem seiner Ohren kriecht ein Tier heraus, weiter über die Wange. Dann zu Boden.

Eine Spinne.

Ebenso weiß. Vollkommen.

Sie krabbelt Richtung Kirche und verschwindet in der Dunkelheit.

»Habt ihr den Mann überfallen, weil ihr sein Geld oder sein Handy wolltet? Er wäre fast gestorben.«

Der Polizeibeamte riss Paul aus seiner inneren Rückblende. Er klopfte mit den Fingerknöcheln auf die Tischplatte.

»Wir haben unter einem der parkenden Wagen einen Baseballschläger gefunden. Deiner oder der deines Freundes, Paul? Die Fingerabdrücke werden es ohnehin früher oder später ans Tageslicht bringen, also spuck es aus. Was hat sich abgespielt?«

Paul war bei einer anderen Feststellung hängen geblieben. »Fast? Was meinen Sie mit fast? Der Typ ist also nicht tot?«

»Der Mann wird es überleben. Zumindest gehen die Ärzte in der Klinik davon aus. Er kam im Rettungswagen kurz zu sich. Noch kennen wir seine Identität nicht. Zu eurem Glück waren keine äußeren Verletzungen an ihm festzustellen. Was hattet ihr dort verloren?«

Paul ließ auch diese Frage des Beamten unbeantwortet. »Wir haben nichts gemacht, Ehrenwort. Er hat geschrien, ist einfach umgekippt. Herzinfarkt, vielleicht, oder so was.«

»Vielleicht.« Der Polizist sah in seine Unterlagen, er schien sich selbst über das Vorkommnis zu wundern. »Noch gibt es keine eindeutige Diagnose. Als er bei

Bewusstsein war, konnte er weder sprechen noch sehen, hat uns ein Sanitäter gesagt. Aber ich verspreche dir und deinem Anhang, dass ich euch in den Jugendknast bringe, wenn sich herausstellt, dass ihr ihn bestehlen wolltet.«

»Wollten wir nicht.« Paul sah zu dem Polizisten hoch. Sah ihm in die Augen. »Hand aufs Herz. Und die zwei anderen sind nicht mein Anhang. Weder Linus, noch Sandra. Die sind bloß Mitschüler. Nicht mal Freunde von mir.«

Der Polizeibeamte hielt den Blick eine Weile, dann sah er zum Einwegspiegel hin.

»Deine Mutter ist draußen, Paul.«

Jetzt brauchte Paul wieder das Taschentuch, denn seine Augen wurden vor Erleichterung feucht.

Das Weiß der Zellulose ließ ihn an die Spinne denken.

*

Die Geschichte um Bernd ist frei erfunden.

Auch Cordula, eine der Jungfrauen um die heilige Ursula, und ihr Schicksal mögen ins Reich der Legenden gehören.

Doch die Frage stellt sich, wie lange die Energie eines Verbrechens die Zeiten und Leben der Beteiligten überdauern kann.

2 DIE TOTEN VOM BRUCH

VON MICHAEL SCHRECKENBERG

Lange bevor der Grundstein des Kölner Doms gelegt wurde, Jahrtausende bevor Köln mit der Gründung des Oppidum Ubiorum seinen Anfang nahm, gab es schon das sumpfige Waldstück, das heute Worringer Bruch heißt. In einem hufeisenförmigen ehemaligen Rheinarm gelegen, entstand es vor mindestens 5000 Jahren – und hat damit mehr Geschichte vergessen, als die Menschheit geschrieben hat, bevor es selbst an einem Sommertag des Jahres 1288 in die Geschichte einging. Am 5. Juni dieses Jahres fand auf den angrenzenden Feldern die Entscheidungsschlacht des Limburgischen Erbfolgestreits statt. Der Graf von Berg kämpfte dabei ebenso wie Bauern aus dem Bergischen Land und Bürger der Stadt Köln auf Seiten des Herzogs von Brabant gegen den Erzbischof von Köln und seine Verbündeten. Am Nachmittag lagen mehr als 1000 Tote auf der Heide und im Wald, die meisten von Pferdehufen zertrampelt und durch Leichenfledderei aller Erkennungszeichen beraubt. Der Erzbischof von Köln hatte eine der blutigsten Schlachten des Mittelalters verloren und die Spuren dieses Tages leben bis heute fort – sei es in der Rivalität der Städte Köln und Düsseldorf.

*

»… und kann es nicht finden.«

Der Boden unter mir ist aufgewühlt, nichts als dieser Boden und dichter Nebel rings um mich. Ich stolpere durch den Nebel, Schemen von Bäumen, stolpere über Totholz, verfange mich in Sträuchern. Ich bin im Wald, da ist jemand, und dann ist etwas, etwas am Boden, ich stolpere, falle, sinke in altes Laub und feuchtkalte Erde. Da ein Baumstamm, ich ziehe mich zu ihm, ziehe mich daran hoch, lehne mich an das Holz. Dunkelheit. Die Borke drückt sich in meinen Rücken, ein angenehmer Schmerz, freundlich fast. Meine Augen sind geschlossen, merke ich jetzt.

Ah. Deshalb ist es dunkel.

Einfache Lösungen. Einfache Eindrücke. Der Nebel wird durchlässig, ich spüre.

Wärme auf meinem Gesicht. Ein leichtes Kitzeln auf meiner Hand, von dem mein Körper weiß, dass es die Beine eines Insekts sind. Altes Wissen.

Immer noch Dunkelheit, die Augen immer noch geschlossen. Der Nebel schwindet immer mehr. Ich höre.

Vögel zwitschern, ein seltsam gleichmäßiges Rauschen. Höre ich Schreie? Ja, aber …

Ich öffne die Augen.

Helligkeit, Flimmern, Sonne durch ein Blätterdach, ich blinzle. Meine Hand zuckt, der Schmetterling fliegt auf, flattert an mir vorbei, ein Tagpfauenauge. Schön.

Der Nebel war nur in meinem Kopf. Jetzt ist er ganz fort. Ich habe etwas gesucht …

Egal.

Ich stehe vom Waldboden auf. Ich hatte mich an eine Pappel gelehnt. Um mich mehr Pappeln, mickrige Birken, Haselsträucher, so alt, dass sie fast wie Nester kleiner Bäume wirken. Der Boden ist uneben, bedeckt von Moos, Gesträuch, Laub und altem Holz in allen Phasen der Verrottung. Ich schlage mich durch den wilden Bewuchs, finde bald einen Weg, dem ich folge, bis er zu einer schmalen, asphaltierten Straße wird, über der sich das Dach und die Wände aus Blättern zu einem Tor öffnen. Jenseits davon: Felder, eingefasst von dem hufeisenförmigen Wald, aus dem ich eben getreten bin. Ich folge der Straße, ziellos eigentlich und doch nicht zufällig. Mein Weg führt mich noch einmal durch den Wald, und dann zum Ende einer Sackgasse. Die nahe Stadt kann ich ahnen, doch hier ist nur ein Haus. Es liegt wie vergessen hinter großen Gittern, die einmal einen Zaun bildeten. Hier wollte jemand bauen. Renovieren. Jetzt sind einige Zaunelemente umgefallen und bilden ein Tor.

Es ist Sommer, und das verschwenderische Grün rings um das Gebäude scheint entschlossen, es zu ertränken. Gräser sind Büsche geworden und Büsche Bäume, sie greifen nach dem Haus, wollen es zu sich herabziehen, eine stille Eroberung, schon haben sie das erste Stockwerk erreicht, schon das zweite, greifen nach den leeren Fenstern und dem Dach. Das Haus ist irgendwo zwischen Rohbau und Ruine, aber es hat sich noch nicht ergeben. Die meisten Fenster sind leer, die unteren mit Holzplatten verblendet. Es wird verfallen – aber noch wehrt es sich.

»Hey, bist du Patrick?«

Ich fahre herum. Es sind zwei Männer und eine Frau in meinem Alter, also Mitte 20. Der, der mich angesprochen hat, ist schlaksig und lang, alles an ihm scheint zu groß, die klobigen Schuhe, die Hose, die ihm – von einer unsichtbaren Macht gehalten – von den schmalen Hüften fließt, das schwarze T-Shirt, das ihn als »Rebell« ausweist, selbst seine Nase, seine Ohren und seine Frisur. Alles zu viel für das bisschen Körper, das er da hat. Der andere Mann ist kleiner, breitschultrig und muskulös oberhalb der Taille. Darunter stecken zwei erstaunlich dünne Beinchen in einer eng anliegenden Jeans. Der übertrainierte Rumpf quillt aus einem T-Shirt, das mich ebenfalls darüber informiert, mit wem ich es zu tun habe: URBEX-DANGERSEEKER.

Die Frau trägt keinerlei Beschriftung, aber als Einzige einen kleinen Rucksack. Sie ist ein wenig kleiner als der Dangerseeker, stämmig, ihre Muskeln sind ganz offensichtlich Gebrauchsmuskeln, keine Studiogezüchte. Vielleicht geht sie weite Strecken oder klettert auf Berge, vielleicht schwimmt sie durch Flüsse. Vielleicht, so denke ich, und der Gedanke erfüllt mich mit rätselhafter Wehmut, vielleicht ist sie eine Bäuerin.

»Bist du Patrick?«, fragt der Rebell noch einmal und ich bejahe. Er lacht.

»Ich bin der Sven.«

Der Rebell ergreift meine Hand und schüttelt sie mit Begeisterung.

»Schön, dass du dabei bist.«

Die Frau heißt Nele, sie drückt mir kurz die Hand, lächelt sparsam. Der Dangerseeker – Tim – nickt mir nur kurz zu. Sven schaut glücklich in die Runde.

»Dann sind wir ja komplett. Tim und ich waren schon ein paarmal zusammen unterwegs, zuerst nur Exploring, aber die letzten beiden Male auch als Ghosthunter.«

»Und? Habt ihr was gefangen?«, will Nele wissen. Der

Rebell und der Dangerseeker tauschen einen Blick. Tim grinst, Svens Gesicht wird ernst.

»Oh ja. Aber davon erzählen wir ein andermal. Kommt ihr eben mit zum Auto?« Er schaut mich an. »Limburg? Gelderland?«

»Opladen«, entgegne ich, und er schweigt erstaunt. Nele wirft mir einen schnellen, nachdenklichen Blick zu, den ich nicht verstehe.

Im nächsten Moment ergreift mich wilde Panik, ich verstehe nicht, warum, etwas kommt durch den Wald auf uns zu, etwas Großes, wir sollten rennen, jetzt, sofort. Schwere Tritte auf weicher Erde, der Geruch …

»Wir müssen weg! Weg hier!«

Ich bin zu leise in meiner Angst, Sven und Tim hören mich nicht. Nele schon.

»Was ist?«

Alles in mir will rennen und dann … Kommen zwei Mädchen gemächlich um eine Biegung des Waldweges geritten. Sie leiten ihre großen Kaltblüter routiniert an uns vorbei, plaudern dabei, ohne uns anzusehen. Ich schauere. Der Geruch der Pferde. Das Geräusch der Hufe auf dem weichen Boden.

»Bist du okay?«, will Nele wissen.

Ich habe mich wieder gefasst. »Muss irgendein Kindheitstrauma in mir wachgerüttelt haben.«

Wir folgen Sven und Tim zu einem weißen Kombi am Rand der Straße. Im Laderaum liegen allerlei Gerätschaften mit Skalen und Knöpfen, Scheinwerfer, zwei große Rucksäcke, an denen Schlafsäcke befestigt sind, und viel anderes Gerät.

»Okay, äh«, beginnt Sven. »Ihr wisst, was das hier ist?

Die Geschichte dieses Ortes? Was hier Schreckliches geschehen ist?«

»Fühlinger Heide?«, sagt Nele. »Schlacht von Worringen, 1288? Blutiges Gemetzel? Mehr als 1.000 Tote, die meisten bis zur Unkenntlichkeit zertrampelt? 700 Witwen in Köln?«

Wieder dieser Blick zwischen Rebell und Gefahrensucher.

»Äh …«, macht Tim. »Also … äh … ja das auch. Aber wir dachten eher an das Haus. Und …«, seine Stimme wird unwillkürlich leiser, »an die tragischen Liebenden.«

»Ach die Geschichte«, sagt Nele. »Ja, die kenne ich.«

»Du auch?«, will der Dangerseeker von mir wissen. Ich schüttele den Kopf.

»Nein. Ich wollte mich überraschen lassen.«

»Aaalso … dieses Haus hier ist uralt. Niemand weiß, wie alt genau. Und niemand weiß, wem es gehört.«

Er macht eine Kunstpause, aber offenbar reagiere ich nicht wie erwartet. Stattdessen blicke ich zurück zu dem Gebäude. Uralt? Höchstens 70 Jahre, eher jünger. Ich sage nichts, aber Tim hat den Blick bemerkt.

»Vielleicht nicht *dieses* Haus, klar. Aber … es heißt, hier habe immer ein Haus gestanden. Immer, verstehst du? Schon vor der Schlacht, und hier sind blutige Dinge geschehen.«

»Blutige Dinge?«, fragt Nele amüsiert.

»Ja«, erklärt Tim. »Du sagst doch selbst, dass du die Geschichte kennst.«

»Ich aber nicht«, erinnere ich.

»Ein junges Paar«, erzählt Sven dankbar. »Wie Romeo und Julia. Eine verbotene Liebe. Sie sind verzweifelt, suchen einen Ort, wohin sie fliehen können, ungestört sein. Sie finden dieses Haus. Doch ihre Verfolger sind ihnen auf der Spur. Als es kein Entkommen mehr gibt, springt das Mädchen aus einem der oberen Fenster. Er schneidet sich die Pulsadern auf.«

»Beide tot«, ergänzt Tim.

»Beide!«, sagt Nele, gespielt beeindruckt.

»Wann war das?«, will ich wissen.

Der Rebell und der Dangerseeker tauschen einmal mehr einen Blick. »Lange her«, sagt Tim.

»Aber«, ergänzt Sven. »Sie sind immer noch da. Sie haben dieses Haus niemals verlassen. Und in den Nächten suchen sie einander.«

»Es gibt Beweise«, wirft Tim ein. »Immer wieder haben Leute Dinge gehört oder gesehen.«

»Wir glauben«, schließt Sven, »dass es stimmt. Wir haben Videos gesehen, etwas ist immer noch dort. Wir haben Berichte gesammelt und Hinweise – wir sind sicher, dass es im Haus spukt.«

Nele nickt. »Klingt solide.«

Tim ist beleidigt. »Wenn du nicht dran glaubst, was machst du dann hier?«

Nele lächelt. »Ich bin überzeugt, dass es hier spukt. Wirklich. Ich habe wahrscheinlich andere Quellen als ihr, aber ich bin ebenso sicher wie ihr. Ich glaube nur nicht, dass es Romeo und Julia sind.«

»Sondern?«, fragt Sven, ehrlich interessiert.

Sie zuckt mit den Schultern. »Ältere Geschichten. Viel ältere. 1288-Schlacht-von-Worringen-alt.«

Tim grinst etwas herablassend. »Wenn es etwas so Altes wäre, hätten wir davon gehört. Oder andere Ghosthunter. Es gibt nicht einen Bericht oder ein Video dazu in den Gruppen.«

Nele zuckt mit den Schultern: »Werden wir ja sehen. Oder auch nicht. Dafür sind wir hier, oder?«

So verwunschen das Haus von außen aussieht, so profan präsentiert es sich innen. Was immer es einmal war, die Jahre, die es leer steht, haben es weitgehend wieder in einen Rohbau verwandelt. Wir finden Schutt, Gerümpel, zwei benutzte Kondome und Staub. Mehr oder weniger künstlerische Zeichnungen an den Wänden, darunter ein gewaltiger Akt, dessen Schöpfer ganz offenbar nur rudimentäre Kenntnisse der weiblichen Anatomie hat. Löcher und heruntergestürzte Böden in den Räumen der oberen Stockwerke. Irgendjemand hat sich irgendwann einmal die Mühe gemacht, die äußeren Türen und einige Fenster zu verblenden und teilweise zuzumauern, aber auch diese Arbeiten sind halb fertig geblieben. Ob Sven und Tim angesichts dessen wirklich Gruselbegeisterung verspüren oder nur die richtige Atmosphäre verbreiten wollen, ist nicht ganz klar. Aber gegen das Sommerlicht und die Wärme, die jeden nicht verrammelten Raum beherrschen, gegen den Duft des Gestrüpps von draußen und den trockenen Geruch des Verfalls hier drin kommen sie nicht an. Nele und ich helfen ihnen, das zu errichten, was sie »Basislager« nennen, in einem lichtreichen Raum des ersten Stocks. Nele schlägt vor, stattdessen einen der dunkleren, schmutzigeren Räume im Erdgeschoss zu nehmen. Nicht nur, dass dort die Fußböden sicherer seien, es ist auch die kürzere Fluchtroute. Tim und Sven versprechen, sie zu beschützen, und ich habe den Eindruck, dass sie nicht wirklich wissen, wovon sie reden.

Ich selbst betätige mich als Knecht, schleppe das Equipment der beiden, biete auch Nele meine Hilfe an, aber sie winkt ab. Sie hat eine starke Handlampe in ihrem Rucksack, ein feines Mikrofon, das sie mit ihrem Mobiltelefon verbinden kann und ein sehr genaues Handthermometer. Außerdem einen Teleskopschlagstock.

»Hilft der gegen Geister?«, frage ich.

Sie lacht. »Selten. Aber dafür gegen fast alles andere.«

»Patrick?«, schallt Svens Stimme durch das Haus. »Patrick, hilfst du mir mal mit den Scheinwerfern?«

Es dämmert bereits, als das Basislager eingerichtet ist. Dass es so lange gedauert hat, hängt nicht unwesentlich damit zusammen, dass der Rebell und der Dangerseeker im Vorhinein nicht abgesprochen haben, wer die für die Stromversorgung notwendigen mobilen Energiestationen mitbringen sollte. Schließlich fährt Tim fluchend davon und holt die fehlende Ausrüstung. Als das Werk aber vollendet ist, sieht es tatsächlich beeindruckend aus: Die Schlafsäcke haben sie auf Feldbetten ausgerollt, drei Scheinwerfer erhellen den Raum, dessen Fenster wir mit schweren Tüchern verhängt haben. Sie haben sogar einen Miniaturkühlschrank aufgestellt. Jeder von uns trägt ein Sprechfunkgerät. Vier Laptops stehen auf Campingtischen und geben wieder, was die Nachtsicht- und Wärmebildkameras in den verschiedenen Räumen zeigen: nichts. Jedenfalls nichts, das nicht Wand, Boden oder Gerümpel wäre.

Wir verteilen Schichten. Svens Wache soll von 22 bis 2 Uhr gehen, Neles von Mitternacht bis 4, meine von 2 bis 6 und Tims von 4 bis 8 Uhr.

Tim legt sich tatsächlich um 22 Uhr auf sein Feldbett und schnarcht wenige Minuten später.

»Willst du dich nicht auch hinlegen?«, fragt Nele. Ich schüttele den Kopf. »Ich bin nicht müde. Warum schläfst du nicht? Du musst um Mitternacht raus.«

Sie schüttelt den Kopf.

»Ich schlafe in solchen Nächten nie. Schlafen kann ich morgen, heute Nacht will ich alles mitbekommen.«

»Glaubst du daran?«

»Du?«

Ich überlege. Zum ersten Mal stelle ich mir die Frage, warum ich überhaupt hier bin. Ich habe Sven in einer Lost-Places-Gruppe gefunden, von Geisterjagd war keine Rede. Ich erzähle Nele davon, sie nickt.

»Also kein Ghosthunter?«

»Nein. Du?«

Sie zuckt mit den Schultern. »Nenn es, wie du willst. Ich betrachte es als Forschung.«

Ich kann mir ein Grinsen nicht verkneifen. »Romeo und Julia?«

Sie lacht. »Eher nicht. Aber einiges an den Geschichten und älteren Geschichten, Legenden aus der Gegend. Etwas ist hier.«

Ich bin erstaunt. »Was meinst du?«

Sie zückt ihr Thermometer und zeigt es mir. Ich schaue drauf und glaube nicht, was ich sehe. »Das ist kaputt.«

»Dachte ich auch. Aber ich habe es überprüft. Sobald ich rausgehe – alles normal. In den anderen Räumen – nichts Ungewöhnliches. Aber sobald mehrere von uns zusammen sind …«

Ich schaue erneut auf das Thermometer. »Ja, aber

das kann nicht sein. Drei Grad? Wir sollten uns unsere Ärsche abfrieren.«

»Ja, sollten wir, oder? Tun wir aber nicht. Ich spüre nur eine leichte Kühle. Wie Durchzug.«

»Ich gar nichts.«

»Tja.« Sie steckt das Thermometer wieder ein. »Ich würde mal sagen, irgendetwas ist hier. Und es interessiert sich für uns.«

Ein Krachen lässt uns zusammenfahren, Sven springt erschrocken auf, nur Tim schnarcht ruhig weiter.

»Das kam von unten«, ruft Nele. »Wir sehen nach.«

Wir?

Wir laufen über rohe Treppenstufen nach unten und durch den Korridor zum Eingang. Was immer den Krach verursacht hat, hier im Korridor ist es nicht, im Licht von Neles Handlampe tauchen nur ein paar Schutthaufen auf, denen wir ausweichen, bevor die Wände des Korridors sich zum Eingangsraum öffnen. Für einen Moment denke ich, dass wir die Eingangstür gehört haben, die aus ihren Angeln gesprengt ist. Dann wird mir klar, dass dort nur die Holzplatte liegt, mit der der Eingang verrammelt war und die wir vorhin ebenso säuberlich aus den Schalbrettern geschraubt haben, wie wir sie nachher wieder einschrauben werden.

Nele schaut sich um und stellt das Offensichtliche fest: »Von hier ist es nicht gekommen.«

»Klang aber so«, sage ich. Sie nickt.

»Kann sein, aber in so alten Häusern täuscht man sich.«

Ihr Funkgerät knackt.

»Nele, sag bitte Patrick, er soll zurück zu dir kommen.

Wir sollten uns besser nicht trennen.« Svens Stimme. Wir schauen uns ratlos an.

»Patrick ist hier bei mir«, sagt Nele in ihr Walkie-Talkie. »Alles gut.«

»Ah, okay. Ich kann ihn nicht sehen.«

Nele sucht mit ihrem Lichtkegel die kleine Nachtsichtkamera. Als sie sie gefunden hat, trete ich weiter in die Mitte des Raumes, damit ich nicht im Schatten irgendeiner Wand stehe.

»Siehst du?«, fragt Nele.

»Ja ich … was …«

Sein Schrei ist so laut, dass Nele das Funkgerät von sich wirft und sich das Ohr hält.

Wieder schreit Sven. Es ist die Art von Schrei, von der jeder immer nur gelesen hat, die Art, die mir sagt, dass ich ganz bestimmt nicht zurück in unser »Basislager« laufen will, die mir sagt, dass ich zur Tür hinauslaufen soll, die wenigen Schritte, in Sicherheit, weg von diesem Haus, schnell und weit.

Wir rennen den Korridor entlang, die Treppe hinauf.

Jetzt schreit Sven verständliche Worte. »Nein! Nein! Nicht! Bitte nicht!«

Wir erreichen unseren Basislagerraum, Sven ist nicht mehr hier, irgendwo tiefer im Haus hören wir ihn rennen. Tim sitzt neben seinem Feldbett, als ob er gerade herausgefallen ist. Nein, nicht »als ob«. Er blickt aus immer noch halb verschleierten Augen, erschrocken und schlafwirr.

»Was ist denn mit dem?«

Ich zucke mit den Schultern. »Er muss irgendwas gesehen haben oder so.«

Tim schaut sich um. »Hier drin?«

»Unten bei uns war jedenfalls nichts.«

Nele geht zu den Bildschirmen, betrachtet aufmerksam jede einzelne Ansicht, die die Kameras liefern. »Vielleicht war ja hier etwas«, sagt sie. Ich trete zu ihr und schaue über ihre Schultern. Zu sehen ist nichts als provozierend leere, stille Räume im graugrünen Restlicht.

»Da ist nichts.«

Sie schenkt mir einen sehr langen Blick, den ich nicht deuten kann.

»Ja«, sagt sie schließlich. »Da ist nichts.«

»Ich gehe Sven suchen«, schlage ich schließlich vor. Nele sieht einen Moment aus, als wolle sie widersprechen.

»Ich komme mit«, sagt sie stattdessen.

»Ähm, Leute«, kommt es von Tim. »Ist es okay, wenn ich hier bleibe? Ich muss erst mal wieder runter vom Adrenalin. Ich …«, er räuspert sich, »also Sven hat mich voll erschreckt und aus dem Schlaf gerissen. Wenn ich jetzt durch die dunklen Räume gehe …«

»Dangerseeker«, denke ich.

»Klar, ist okay«, sage ich.

Wir kommen nicht so schnell vorwärts wie unten im Erdgeschoss. Trotz Neles Lampe müssen wir uns vor scharfkantigen Schuttteilen in Acht nehmen, und an manchen Stellen klaffen Löcher im Boden. Hat Sven auch eine Lampe? Wir hören und sehen nichts von ihm und machen uns zunehmend Sorgen. Im ganzen ersten Stock finden wir ihn nicht, also gehen wir über die brüchige Treppe vorsichtig hoch in den zweiten. In einem der Räume über uns klappert etwas.

»Sven?«, rufe ich.

Mehr Geklapper, könnten auch unsichere Schritte auf schuttbedecktem Boden sein.

»Sven! Wir kommen!«

Die letzte Treppenstufe. Es ist der Raum gleich rechts. Wir hören ein langes, unartikuliertes Stöhnen.

»Wir sind gleich bei dir!«

Poltern. Als wir in den Raum treten, wieder ein Schrei. Er kommt aus der Ecke des Raumes, neben einem großen Fenster. Hier kauert Sven, Neles Lampe findet ihn, an die Wand gedrückt, als wolle er darin verschwinden. Er starrt uns mit riesigen, weißen Augen an, seine Lippen zittern.

»Sven, was ist passiert?« Nele stürzt auf ihn zu, ich blicke mich schnell im Raum um. Fenster, Wände, Schutt, Dreck, ein Stuhl oder Tischbein einsam vor der östlichen Wand, eine zusammengeknüllte Plane unter dem Fenster, nichts sonst. Nichts, das dieses Grauen hervorrufen könnte.

Sven wimmert, deutet in meine Richtung. Ich fahre herum, halb bereits entsetzt in Erwartung des Schreckens, aber da ist … nichts. Dunkelheit und die tiefere Finsternis des Eingangs, mehr nicht.

Ich wende mich wieder um, gehe auf Sven zu, Nele ist schon bei ihm, da zuckt er noch einmal zusammen, springt auf, stößt Nele mit erstaunlicher Kraft zur Seite und springt aus dem Fenster. Kein Schrei. Nur der dumpfe Aufprall.

Und dann doch ein Schrei. Aus unserem Basislager. Tim.

Gedankenstürme. Ich versuche zu begreifen. Zu ordnen. Sven ist aus dem Fenster gesprungen. Was passiert hier? Bin ich in Gefahr? Nele ist zu Boden gesunken, sitzt mit dem Rücken an der Wand. Sven ist aus dem

Fenster gesprungen. Wovor ist er geflohen? Bin ich in Gefahr? Tim hat geschrien. Nele starrt mich an. Sven ist aus dem Fenster gesprungen. Was war da hinter mir? Bin ich in Gefahr? Sven ist aus dem Fenster gesprungen. Nele starrt mich an. Tim hat geschrien. Bin ich in Gefahr? Was soll ich tun? Wo soll ich hin? Sven ist aus dem Fenster gesprungen. Tim hat geschrien. Sven ist aus dem Fenster gesprungen. Sven ist aus dem Fenster gesprungen. Sven ist aus dem Fenster gesprungen …

Ich gehe, wanke vielleicht, laufe vielleicht zum Fenster, schaue hinaus. Dunkelheit, die langsam durchdringbar wird. Da liegt etwas. Ein Haufen, ein Bündel. Sven.

Sven ist aus dem Fenster gesprungen.

Tim hat geschrien.

Nele starrt mich an.

»Tim, was ist mit Tim?«

Das weckt sie, sie schüttelt die Blockade buchstäblich ab und springt auf die Füße. Wieder dieser lange Blick. »Komm«, sagt sie und geht voraus.

Alles voller Blut.

Das ist so ein Klischeesatz, oder? Aber wenn jemand sich die Innenseite der Oberschenkel und den Hals aufschneidet, dann ist das wirklich so. Tim wollte ganz sichergehen. Ich kann das erst gar nicht auflösen, so unverständlich ist es. Er hängt wie eine knochenlose Puppe halb auf, halb vor dem Feldbett. Wie viel Zeit ist denn vergangen? Wie lange braucht so viel Blut, um aus einem Körper rauszukommen?

Nele funktioniert besser als ich. Sie geht zu Tim, ich weiß nicht, ob er noch lebt, ich weiß nicht, ob sie überprüft, ob er noch lebt, aber es ist völlig egal – wenn er noch ein paar Minuten lebt, können wir ihn nicht mehr retten und niemand sonst. Nele sieht das ganz offensichtlich genauso, sie zückt ihr Handy, schaut kurz darauf, entschließt sich dann, steckt es wieder in die Tasche und geht zu den Bildschirmen hinüber, beginnt, mit der Maus herumzuklicken.

»Schaust du nach Sven?«, fragt sie, ohne mich anzusehen.

Stimmt.

Sven ist aus dem Fenster gesprungen.

Ich stehe vor dem Häuflein Mensch, das da zwischen Hauswand und Unterholz liegt, und bin unschlüssig, was ich tun soll. Den Puls nehmen, oder? Ich knie mich halbherzig hin, aber Svens Hals ist seltsam gestaucht und scheint dennoch ein paar Gelenke zu viel zu haben. Sein Kiefer ebenso. Ich lege widerstrebend einen Finger irgendwo an diesen Hals. Keine Ahnung, ob es die richtige Stelle ist. Ich weiß und verstehe hier gar nichts. Einen Puls fühle ich nicht. Was soll ich noch tun? Ihn umzudrehen, bringe ich nicht über mich, ich gehe zurück. Nele kommt mir entgegen, bevor ich den Hauseingang wieder erreiche. Sie hat ihren Rucksack über der Schulter.

»Er ist tot, oder?«

»Ich glaub schon.« Ich mache eine entschuldigende Geste, die alle die Untersuchungen einschließt, die ich nicht machen konnte. Sie schaut mich wieder an. »Dein Akzent ist echt nicht Holländisch, oder?«

»Was?«

Sie winkt ab. »Nicht so wichtig. Ich weiß, was sie gesehen haben. Sven und Tim. Ich bin in den Kameraaufnahmen zurückgegangen.«

»Und?«

»Später.« Sie seufzt, ich sehe, dass sie zittert. Sich zusammenreißt. »Hier liegt irgendwo noch ein Toter, glaube ich. Wir sollten ihn suchen.«

»Was?« Mein Vokabular ist auf Einwortsätze zusammengeschrumpft.

»Irgendwo hier im Wald. Lass uns suchen.«

Ich sollte mich fürchten. Etwas ist hier, etwas so Schreckliches, dass es Sven und Tim in den Tod getrieben hat. Nele sagt mir nicht, was sie gesehen hat, aber sie steckt es offenbar erstaunlich gut weg. Sollte ich mich vor ihr fürchten? Ich merke, dass sie mir die Suche überlässt, obwohl ich völlig ziellos durch den Wald stolpere. Sie folgt meiner Führung und leuchtet nur aus, wohin ich gehe. Dann bin ich an der richtigen Stelle, die sich durch Nichts vom Unterholz und Gestrüpp drum herum unterscheidet. Aber ich weiß es. Ich schiebe Gesträuch zur Seite, streiche eine lose Schicht aus Blättern weg. Da liegt er.

Ein Mann, etwa so groß wie ich. Ähnliches Alter. Nackt. Neben einem Baum. Ich berühre den Baum, die Borke erscheint vertraut. Wenn er hier liegt, kann es nicht weit sein. Ich beginne, in der Erde neben der Leiche zu graben. Es muss hier sein, und wenn ich es endlich, endlich finden kann. All die Jahre …

»Patrick.«

Ich drehe mich um, ich habe Nele fast vergessen. Wenn ich es finde … Eine dünne Schicht trockener Krume, darunter ist die Erde kalt und feucht. Ich scharre darin.

»Das ist Patrick.«

Ich drehe mich ganz zurück zu ihr.

»Ich bin Patrick.«

»Nein, bist du nicht. *Das* da ist Patrick. Und deshalb wirst du auch nicht finden, was du da suchst.«

»Was?«

Sie ist sicher, das kann ich sehen. Wieder starrt sie mich an, jetzt ganz klar, mit einer Mischung aus Entsetzen und … Mitleid? Sie greift in ihren Rucksack, öffnet darin einen weiteren Reißverschluss, holt etwas heraus. Ein Knüppel? Sie wirft ihn mir zu.

»Familienerbstück.«

Es ist tatsächlich ein großer Holzknüppel und er scheint sehr alt zu sein. Sehr hartes Holz. Jemand hat ihn einmal zurechtgeschnitzt, das kann man noch erkennen, am unteren Ende die fast schon abgeriebenen Reste eines Knaufes. Durch das obere Ende des Knaufes hat jemand einen riesigen Nagel getrieben, der in der Unzahl der Jahre seine alte Form fast ganz verloren hat. Aber ist immer noch spitz. Ein Loch, in dem sein Zwilling gesteckt haben muss, sagt, dass er einmal vier Kanten hatte.

Was versuche ich mir vorzumachen? Ich weiß, dass es vierkantige Nägel waren. Nur geschmiedet zu diesem einen Zweck. Es war das Abschiedsgeschenk von Thomas gewesen, bevor der Schmied mit seiner Familie nach

Osten gegangen war, ins Land der Grafen von Schaunberg, wo er Verwandte hatte. Der Knüppel liegt gut in der Hand, immer noch, ich schwinge ihn leicht und …

»Das ist ein Familienerbstück. Wir haben eine Legende in unserer Familie, weißt du?«, sagt Nele, und ich erwache aus dem Traum, in dem ich wusste, dass Thomas die Nägel geschmiedet hat, damit ich sie durch den guten Knüppel schlage, weil doch jeder Bauer eine Waffe braucht, eine besondere Waffe, ganz wie ein Edelmann …

Was denke ich da?

Sie sieht mich an und ich kann den Blick nicht deuten.

»Wir haben eine ganze Menge Familienlegenden, so ist das bei uns, jede Generation hat ihre Geschichten, und die haben sie erzählt, immer weiter. Und mein Urgroßvater hat sie aufgeschrieben, schön, handschriftlich, und meine Urgroßmutter hat die Bilder dazu gemalt. Ein schönes, dickes, einzigartiges Buch, und mein Opa hat uns daraus vorgelesen. Es war immer etwas Besonderes. *Unsere* Sagen und Märchen, niemand anders hatte die.«

Ich verstehe nicht.

»Es gibt da die Sage, dass einer unserer Vorfahren mit dem Grafen von Berg in die Schlacht bei Worringen gezogen und dort gestorben ist. Es ist eine sehr detaillierte Geschichte, willst du sie hören?«

Nein, will ich nicht.

Ich schweige.

»Ich gebe dir die Kurzform. Es waren drei Brüder, die da in die Schlacht gezogen sind. Ganz zu Beginn haben die Ritter des Kölner Erzbischofs die bergischen Bauern überrannt, und die drei Brüder haben die Beine in die Hand genommen und sind gerannt wie alle anderen. In der Sage sind sie quasi als Letzte geflohen, aber … naja. Mündliche Überlieferung in der Familie halt. Was meinst du dazu?«

Ich schweige. Sie merkt es nicht, aber die Nebel werden wieder dichter um uns.

»Beim nächsten Teil bin ich auch nicht ganz so sicher, ob er stimmt, aber herrjeh, bis heute habe ich das *alles* für eine Geschichte gehalten. Alles, verstehst du?«

Ich sehe, dass Tränen über ihre Wangen fließen. Warum? Ich schweige. Die Nebel werden dichter.

»Naja, angeblich haben die drei auf ihrer Flucht gesehen, wie zwei üble Gesellen in ein Haus in der Nähe des Schlachtfeldes eindrangen. Hier vielleicht? Irgendwo? Tapfer sind sie ihnen gefolgt, haben, um die Bewohner zu beschützen, den einen aus dem Fenster getrieben, den anderen dazu gebracht, sich in sein Messer zu stürzen, bevor sie ihm zu Leibe rücken konnten. So weit die Geschichte. Kann natürlich auch sein, dass sie einfach in das Haus gestürmt sind und ihren Frust an den Bewohnern ausgelassen haben. Was meinst du?«

Ich schweige.

»Nach dieser Heldentat jedenfalls waren sie mutig genug, wieder in Richtung Schlachtfeld zu ziehen. Sie trafen auf ihre Kameraden, die sich auch wieder gesammelt hatten, und denen ein Laienbruder gerade eine aufmunternde Rede hielt. Dann sind sie zurück in die Schlacht gestürmt.«

»*Hya, Berge romerijke!*«*, murmle ich. Und verstehe es nicht. Verstehe es gut. Ich schweige.

Dieser lange Blick. »Mein Gott«, sagt sie leise. Dann, stockend: »Die Schlacht ist blutig und siegreich. Die bergischen Bauern, die von den Wappen und Erkennungszeichen der Edelmänner wenig verstehen, hauen auf alles ein, was eine Rüstung trägt, und erschlagen mehr Feinde als eigene Ritter. Am Ende des Tages haben der Bischof von Köln und die Fürsten von Luxemburg und Geldern die entscheidende Schlacht in ihrem Erbfolgekrieg verloren, die Häuser Brabant, Mark, Berg und die Stadtkölner sind siegreich. Zwei der drei Brüder kommen mit Beute bepackt nach Hause. Der Dritte aber … Nur seine Waffe haben sie bergen können.« Sie nickt zu dem Kriegshammer in meiner Hand.

»Der Sage nach hat er einen Ritter verfolgt, der vom Schlachtfeld fliehen wollte. Hat ihn zum Zweikampf gestellt, mit einem selbst gemachten Kriegshammer niedergeschlagen, zu dem sein Freund, der Schmied, ihm die Nägel gemacht hatte. Hat begonnen, den Sterbenden auszuplündern, und ein goldenes Kreuz gefunden. Der Ritter bat ihn, ihm das Kreuz zu lassen, damit er betend

* »*Hya, Berge romerijke!*« Schlachtruf der bergischen Bauern und heißt so viel wie »Auf, ruhmreiches Berg(isches Land)!«

sterben könne. Der Bauer aber verlachte ihn, pinkelte auf das Kreuz und grub es ein. Worauf der Ritter ihn verfluchte – er solle erst nach Hause kommen, wenn er ihm das Kreuz wiedergegeben habe. Der Bauer aber ging von dannen – und wurde nie wieder gesehen. Und deshalb, liebe Kinder, gehen wir mit Kruzifixen, Bibeln und solchem Zeug immer gaaaanz respektvoll um.«

»Die Nebel«, sage ich. »Ich konnte den Weg nicht finden. Die Nebel sind immer da. Immer …« Ich drehe mich um, zu dem Toten, dem Ritter, es kann doch nicht weit sein, es muss hier sein, ich beginne zu graben.

»Jede Nacht«, höre ich die Frauenstimme hinter mir, »jede Nacht kommt er und sucht, und nie findet er das Kreuz. Und einmal im Jahr, am Jahrestag der Schlacht, darf er die Sonne sehen und wieder ein Mensch sein.«

Es kann doch nicht so weit weg sein. Ich habe es nicht geworfen, da war ein Loch in der Erde und ich habe es hereinfallen lassen, wollte nur, dass er sieht, dass auch ein Bauer Macht und Stolz hat. Es muss ganz nah sein. Ich grabe.

»Sie haben uns nicht erzählt, dass du auch wieder töten musst. Wie viele sind schon aus diesem Fenster gesprungen? Wie viele mussten durch eine Klinge sterben? Wie viele mussten sterben, damit du deinen Tag bekommst? Ist das immer so? Oder sind es die Kleider? Wirst du zu dem, dessen Kleider du anziehst, an diesem einen Tag?«

Schuhe, Mäntel, Hüte, wer sie gibt, der lebt. Hätte der Ritter mir nur seinen Helm gegeben, irgendetwas, ich hätte nicht noch mal mit dem Hammer dreingeschlagen. Was war er auch so stur, der Edelmann. Es kann nicht so weit sein. Vielleicht gleich hier zu seinen Füßen. Ich grabe.

Eine Stimme kommt durch die Nebel. »Viel Glück. Ich … ich weiß nicht … ich weiß nicht, ob ich das noch mal kann. Ich habe mich so lange darauf vorbereitet. Aber ich habe nicht gedacht … nicht so.«

»Geh nicht weg.«

»Es tut mir leid.«

Ich grabe. Hier ist es nicht. Und bei dem verdammten Nebel und der Dunkelheit kann ich nicht wissen, wo ich schon gesucht habe. Die Erinnerung an eine Frau verblasst und es bleibt meine Einsamkeit.

Ich muss nur das Kreuz finden.

3 DER MESSDIENER

VON ELKE PISTOR

Der Dom ist das Wahrzeichen der Stadt Köln und in aller Welt bekannt. Doch nur die wenigsten wissen, dass eben die Stelle, wo sich heute der Altarraum befindet, bereits lange vor der Zeit der Christen ein Ort der Gottesverehrung war. Hier lässt sich in den einzelnen Grabungsschichten nachvollziehen, wie unmittelbar aus der heidnischen die römische Zeit und daraus das christliche Mittelalter entstand. So wundert es auch nicht, dass in den Sagen um den Kölner Dom Teufel betrügen, Geister umgehen und jahrhundertealte Dämonen Angst und Schrecken verbreiten. Auch heute sind sie noch zu entdecken. In Stein gemeißelt oder ins Holz geschnitzt. Sie müssen nur genau hinschauen …

*

Der Junge erwachte in die Dämmerung hinein. Entfernt erklangen die Rufe des Nachtwächters. Mitternacht. Hinter seiner Schläfe bohrte der Schmerz, pochte und lähmte sein Denken. Noch bevor er seine Augen aufschlug, spürte er die Kälte des Bodens und der Luft. Er hörte das leise Knirschen um sich herum, das stille Atmen des Steins. Er roch altes Holz und den Duft von Weihrauch, der wie ein unsichtbarer Nebel zwischen den Säulen stand. Er runzelte die Stirn und blinzelte. Über ihm verschlangen sich Säulen und Bögen zu hohen Gewölben. Schatten krochen an ihnen entlang, verschwanden in der Dunkelheit dahinter und kehrten daraus zurück. Sie wanden und schlängelten sich vor ihm, schienen ihn zu locken, bewegten sich langsam auf ihn zu, als ob sie ihn berühren und mit sich nehmen wollten, um ihm ihre Geschichten zu erzählen. Er schloss die Augen, und obwohl sein Herz raste, spürte er keine Angst. Es war, als wüsste er, was hinter den Schatten war, welche Geheimnisse sie in ihren Tiefen hüteten. Ein weiter dunkler See der Schwärze, an dessen fernem Ufer etwas Neues auf ihn wartete. Aber nicht jetzt. Der Junge zwang sich, die Augen wieder zu öffnen, gegen die schwere Müdigkeit in seinen Gliedern anzukämpfen. Er konzentrierte sich, versuchte einen der Gedanken zu fassen, die vor ihm her huschten und wie wispernde Mäuse verschwanden. Wo war er? Was war geschehen? Behutsam tastete er sich ab. Unter seinen Händen spürte er dünne Wolle, darüber glattes kühles Leinen. Er hob mühsam den Kopf und erkannte das feine Gewand der Messdiener, den teuren Stoff, der nur zu den hohen Festtagen hervorgeholt und zur Ehre Gottes getragen werden durfte. Richtig. Die Bilder blitzten vor ihm auf. Das leise Gemurmel der Menschen rauschte in seinen Ohren. Er hatte als Thuriferar in der Messe heute am frühen Abend gedient. War vor dem Priester und den anderen im feierlichen Einzug hergezogen, hatte das Rauchfass mit dem Weihrauch hoch über die Köpfe der knienden Gläubigen geschwungen, war die Stufen hinauf und um den Altar geschritten, getragen von den dröhnenden Gesängen des Chors. Er hatte die Erhabenheit des

Augenblicks und der Kathedrale mit jeder Zelle seines Körpers gespürt. Stöhnend sank der Junge zurück. Alles erschien ihm eine Ewigkeit weit weg. Das Pochen hinter seiner Stirn wurde lauter, aber der Schmerz zwischen den Schläfen ebbte ein wenig ab. Er konzentrierte sich. Dreimal noch hatte er im Verlauf der heiligen Messe seinen Einsatz gefunden. Zum Evangelium, zur Eucharistiefeier und direkt nach der Wandlung von Brot und Wein. Er erinnerte sich genau an diesen Augenblick. Aber was war dann geschehen? Angestrengt dachte er nach, suchte nach losen Fäden, die er hätte aufnehmen und weiterspinnen können. Nichts. Vielleicht war er ja einfach eingeschlafen. Müde vom langen Tag vorher und von den Pflichten, die er zu erfüllen hatte. Er war dem Hahn zuvorgekommen und hatte seine Arbeiten so schnell es ging erledigt. Die Hühner und das Schwein gefüttert, bevor er in der Werkstatt des Vaters mit den anderen Lehrlingen anpackte. Erst gestern hatte der Vater den einen freigesprochen, und der war als Zimmermannsgeselle zur Wanderschaft aufgebrochen. Der Junge hatte ihm mit Neid nachgesehen. Was der eine nun alles von der Welt sehen würde. Er selbst würde bleiben müssen. Aber im Stillen hatte der Junge einen anderen Traum. Er wollte lesen und schreiben lernen und ein kluger Mann werden.

Er stützte sich auf die Ellenbogen, richtete sich auf und sah sich erneut um. Jetzt erkannte er, wo genau er sich befand. Er lag zwischen den Reihen des Chorgestühls. Figuren und Miserikordien starrten ihn an. Keines der Gesichter glich dem anderen. Ihre Fratzen umgeben von Blattwerk, die Figuren in seltsamen Positionen. Tänzerinnen und Liebespaare in verschlungenen Umarmungen, über die der Priester mahnend der Sünde den Finger erhoben hatte, als er ihn einmal gefragt hatte. Der Junge hatte keine Angst vor den aufgerissenen Mäulern, den irren Augen und den gierigen Händen der Holzwesen. Aber am liebsten war ihm einer der Knäufe an den Seitenteilen, auf dem Samson mit dem Löwen kämpfte und ihn besiegte, wie Christus über Tod und Teufel in aller Ewigkeit siegen würde. Der Junge stand auf, schwankte unsicher auf seinen Beinen und musste sich an der Rückenlehne eines der Stühle abstützen. Er sah sich um. Das Innere des Chors im hohen Dom zu Köln lag nahezu im Dunkeln. Vereinzelte kleine Kerzenlichter weit über ihm flackerten unruhig und ließen ihn seine Umgebung nur schemenhaft erkennen. Ein leises Summen und Brummen lag in der Luft. Ein dumpfes Geräusch, dessen Quelle er nicht ausmachen konnte. Er machte einen ersten Schritt auf die Mitte des Chorgestühls zu, dann noch einen. Mit jedem Mal ging es besser. Trotzdem kam ihm sein Körper unwirklich vor, so als gehöre er nicht zu ihm. Er schaute an sich herab, fand aber alles, wie er es erwartet hatte. Da waren seine Hände, seine Arme, Beine und Füße in den Sandalen. Er schüttelte sich und hob eine Hand. Beugte die Knie und sprang dann leicht in die Höhe. Alles funktionierte. Woher kam dann dieses unwirkliche Gefühl? Träumte er vielleicht? War das alles hier nicht wirklich? Das musste es sein. Er träumte. Er war nicht hier, sondern lag ausgestreckt neben seinen Brüdern im Bett in der Dachkammer und schlief tief und fest. Wie anders hätte es auch sein können? Er lachte erleichtert auf und mit dem Lachen fiel ihm auch sein Name ein. Baltes. So rief ihn die Mutter. Früh am Morgen, wenn es noch fast Nacht war, damit er am Brunnen das Wasser holen konnte, mit dem sie den Teig für das Brot machen wollte. Balthasar. So nannte ihn der Priester. Nach seinem Namenspatron, einem der Heiligen Drei Könige, deren Gebeine in dem kostbaren Schrein ruhten, zu dessen Ehren der Bau des neuen Doms errichtet wurde. Belzebub, so riefen es ihm die anderen Kinder hinterher, wenn er wieder nicht schnell genug weglaufen konnte vor ihrem Hohn und Spott, weil er mit seinem lahmen Bein langsamer, aber im Merken und Erzählen von den Geschichten der Heiligen viel geschickter war als sie. Diese Gabe hatte er von seiner Großmutter ererbt. Sie war es auch gewesen, die ihm von der List erzählt hatte, mit der der Erzbischof Rainald von Dassel die Gebeine der Heiligen nach Köln geholt hatte.

»Unterschätze nie die Klugheit eines alten Weibes«, hatte sie mit ihrem zahnlosen Lächeln gesagt und ihm dabei über den Kopf gestrichen. Es war die Schwester des Bürgermeisters, die Äbtissin des Klosters, in dem die Gebeine während der Schlacht versteckt worden waren, die mit dem Erzbischof gemeinsam den Kaiser überlistete, als der den Bürgermeister als Geisel nach der Eroberung der Stadt Mailand nahm. Sie wusste genau, womit sie diesen Mann locken konnte. Sie versprach dem hohen Kirchenmann die Gebeine, wenn er nur ihren Bruder befreien würde. Und so ging der Bischof zum Kaiser und bat ihn, ihm ein einfaches Geschenk zu machen. Nur so viel, wie eine alte Frau tragen konnte. Der Kaiser war verwundert über so viel Bescheidenheit und konnte nicht anders, als der Bitte des Erzbischofs zuzustimmen. Darauf aber hatten der und die Äbtissin nur gewartet. Die alte Frau ging zum Verlies, packte sich ihren Bruder, den Bürgermeister, auf den Rücken und trug ihn bis vor die Stadtmauern. Der Kaiser zürnte, weil er sich überrumpelt fühlte, aber er hielt Wort, wie es sich für einen großen Mann gehört. Und so konnte Rainald von Dassel die Gebeine der drei Heiligen nach Köln bringen, wo sie seitdem ruhen und viel Ehre erfahren. Er hatte seiner Großmutter gebannt gelauscht und ihr jedes Wort von den Lippen abgelesen. Dann hatte er ihr eine Geschichte erzählt. Eine, die sich nur langsam formte, weil er jedes Wort abwägen musste, das aus ihm hinauswollte. Eine Geschichte hatte er ihr erzählt von einem Priester. Und einem Jungen so wie ihm. Ja. In seiner Erzählung hatte der Junge fast genau so ausgesehen wie er. Und so gesprochen wie er. Und das gleiche Haar gehabt. Und auch er war Messdiener gewesen. Irgendwann waren da keine Sätze, sondern nur noch Fragen voller Angst gewesen. Ob denn die Priester nicht allem Weltlichen abschwören würden? Und keines Menschen Fleisch mehr in Lust berühren dürften? Und ob das nicht eine Sünde sei? Die Großmutter hatte ihn geschlagen und ihm den Mund verboten. Über einen heiligen Mann solches zu erzählen, war eine große Sünde.

Baltes stöhnte leise. Das viele Träumen vom Jetzt und Damals machte ihn wirr. Aber wenn er träumte, warum fühlte er immer noch einen Teil des Schmerzes wie ein Band um seinen Kopf? Nein, ein Traum war es auch nicht. Vermutlich war er nach der Messe eingeschlafen, die anderen hatten ihn vergessen, und jetzt war er mitten in der Nacht hier aufgewacht. Das musste es sein. Am besten wäre es wohl, wenn er sich auf den Heimweg machen würde, bevor die Mutter sich sorgte. Balthasar griff nach dem Weihrauchschwenker, raffte sein Gewand zusammen und trat die letzten beiden Stufen zum Chorraum hinunter. Er hoffte, zu Hause keinen

Ärger zu bekommen, weil er so spät heimkam. Jetzt ging er schneller, als der Anstand und sein Bein es ihm erlaubten, aber er tröstete sich damit, dass ihn niemand sehen konnte, denn der Dom war menschenleer. Ein Flirren in der Luft ließ ihn stehen bleiben. Dort, wo die provisorische Wand den Chor von den noch unvollendeten Teilen der Kathedrale abtrennte, flimmerte die Luft. Die Sakristeiglocke ertönte. Ihr Klang füllte den Raum ganz und gar. Balthasar schaute sich um. Licht glimmte auf, ein Strahlen, heller als die Sonne am Tag, nur kurz. Als es wieder verlosch, stand dort ein Mann. Ein Priester in vollem Ornat. Nicht der Priester, den er kannte und mit dem er sonst diente. Es war ein anderer Mann, den er noch nie zuvor gesehen hatte. Der Priester wandte sich um, und Balthasar meinte, er schaue ihm direkt in die Augen und blicke doch gleichzeitig durch ihn hindurch. Eine Aura umgab ihn, ein entrückender Schein. Etwas in Balthasars Brust zog sich zusammen und umklammerte sein Herz. Dieser Priester war nicht wirklich. Er war da und doch nicht da. Und warum brannten mit einem Mal alle Kerzen rund um den Hochaltar? Ein Geist. Der Priester war eine verlorene Seele im Hause des Herrn. Ein Wanderer zwischen den Welten. Balthasar fror. Er wusste nicht viel über Geister. Nur das, was seine Großmutter ihm erzählt und für das der Vater sie eine Hexe geschimpft hatte. Wessen Leichnam mit dem Kopf voraus aus dem Haus getragen wurde, kam als Geist wieder. Wer eine unbeglichene Schuld auf dem Sterbebett mit sich trug, wollte nach dem Tod die Last abstreifen und suchte als Geist Erlösung. Wer gewaltsam zu Tode gekommen war, kam immer wieder an den Platz seines Todes, um den Mörder zu überführen und Frieden zu finden. So raunte die alte Frau, und Balthasar erinnerte sich an die Schauer, die über seinen Rücken gelaufen waren. Aber wer fest im Glauben war, wusste den Aberglauben zu erkennen. Und Balthasar fühlte sich fest im Glauben. Doch hier stand er nun und sah den schemenhaften Priester wie durch den Nebelschleier der Welten. Was trieb ihn um? Welche Schuld, welche Last, welche Suche nach Vergeltung?

Wieder zog sich das Band um seinen Kopf fester. Der Anblick des Mannes brachte seinen Körper und seinen Geist zum Klingen. Die Soutane, der weiße Mantel. Aber es war nicht nur die Angst vor der Welt hinter der Welt. Es war ein Grauen, das sich ausbreitete und wie Würmer durch seine Adern kroch. Ein Grauen, das nichts mit der Geisterwelt zu tun hatte. Balthasar spürte Hände auf seinem Haar, an seiner Schulter, an seinen Armen, obwohl er ganz alleine an seinem Platz stand. Sie glitten an ihm herab, befühlten und betasteten ihn. Es geschah nicht jetzt, und doch war es da. Er stand alleine, der Priester mehr als zehn Schritte von ihm entfernt. Bilder überlagerten sich. Empfindungen. Das Gesicht des Geisterpriesters vor ihm verschwamm, veränderte sich zu dem des Priesters, dem er vor ein paar Stunden in der Messe gedient hatte. Dem er in die Sakristei gefolgt war, der … Die Erinnerung entglitt ihm. Balthasar schnappte nach Luft. Seine Lungen schmerzten. Sein Kopf pulsierte, als zerspringe er. Er starrte auf das Geschehen vor ihm.

»So will ich zum Altar Gottes treten, zum Gott meiner Freude«, hob der Priester mit klarer Stimme an, während er die Stufen zum Altar hinaufstieg. »Jauchzend will ich dich auf der Harfe loben, Gott, mein Gott.« Der Geist beugte sich zum Altartisch und küsste ihn als Symbol

Christi und Zeichen seiner Liebe zu ihm. Er sprach die Worte der großen Schuld und bat dreimal um das Erbarmen des Herrn. Balthasar beobachtete das Geschehen, langsam beruhigte sich sein Puls. Alles lief ab, wie er es kannte. Jeder Schritt, jede Geste waren vertraut. Und doch fehlte etwas. Balthasar zögerte. Diesem Priester stand niemand zur Seite. Niemand diente mit ihm am Tische des Herrn. Vielleicht war das der Grund, warum er hier war. Warum er eingeschlafen und zwischen den Reihen des Chorgestühls erwacht war. Er sollte mit dem Geist dienen und so dessen Seele erlösen. Diesen Geist befreien und ihm die Heimkehr ins Paradies ebnen. Umso lauter fiel er in das Gloria ein, das der Gottesmann nun anstimmte. Er bejubelte den Gesang der Engel, aber er spürte nicht die Freude und die Erleichterung, die dieser Teil der Messe bei ihm sonst auslöste. Aber das war nicht wichtig. Nicht er zählte in diesem Moment. Er war der Helfer auf dem Weg zu Gottes Glückseligkeit. Balthasar schüttelte sein Unbehagen ab, hob das Rauchfass auf und hielt es hoch. Ein feiner Dunstfaden stieg daraus auf. Für einen Augenblick runzelte er die Stirn. War es nicht erloschen gewesen? Aber es blieb keine Zeit für Zweifel. Da er beim Einzug nicht an der Seite des Priesters gewesen war und den ersten Teil seiner Aufgabe nicht hatte erfüllen können, wollte er nun bereit sein. Er stellte das Rauchfass behutsam zur Seite und ging zu dem kleinen Tisch mit dem Messbuch. Er hob das schwere Buch hoch, klappte es an der Stelle, wo es mit einem Band gezeichnet war, auf und brachte es zu dem Priester, damit der das Tagesgebet daraus ablesen konnte. Aber der Priester kannte die Worte auswendig. Er sprach sie, ohne Balthasar eines Blickes zu würdigen oder die Worte aus dem

Buch nur anzusehen. Also brachte Balthasar die Heilige Schrift wieder zu ihrem Platz, stellte sich ruhig in die Nähe des Altars und lauschte der Lesung. Er wusste, dass in den folgenden Minuten nicht viel für ihn zu tun sein würde. Er faltete die Hände und lauschte andächtig der Lesung und der anschließenden Predigt. Erst beim Credo hob er wieder den Blick und sprach das Bekenntnis zum Glauben mit lauter und klarer Stimme. Der Priester verstummte und wandte langsam den Kopf in seine Richtung. Er sah Balthasar direkt an, seine Augen weiteten sich, und er wich einen Schritt zurück, bevor er nickte und sich wieder seinem Tun zuwandte.

Balthasar gefror das Blut in den Adern. Der Geist hatte ihn bemerkt, dessen war er sicher. Er erstarrte und hielt den Atem an. Aber es geschah nichts. Der Priester setzte den Gottesdienst mit dem Dankgebet fort. Balthasar beeilte sich, ihm die Gaben zum Altar zu bringen, und wollte ihm die kleinen goldenen Kannen mit dem Wein und dem Wasser reichen. Aber der Geistpriester rührte sich nicht, stand nur da und schaute über den Altar hinweg auf das Kreuz mit dem Herrn. Also stellte Balthasar alles auf den Altar, machte einen tiefen Kniefall und ging wieder auf seinen Platz. Was nun kam, liebte er über alles. Während der Priester die Worte der Wandlung sprach, griff er nach den Schellen, ließ sie ertönen und lauschte lange dem Nachhall der hellen Glöckchen nach. So musste der Himmel klingen, dachte er und lächelte. Für einen Moment vergaß er seine Unruhe und seine Angst. Genauso war es auch in der Messe früher am Tag gewesen. Er erinnerte sich, wie ihm Severin, einer der älteren Messdiener, erklärt hatte, dass man die Glocken nicht zu früh wieder abstellen durfte, wollte man die

Feierlichkeit des Augenblicks nicht zerstören. Sie hatten das Paternoster gesprochen, zur Brechung des Brotes das Agnus Dei gesungen und schließlich die Gläubigen entlassen. Er und Severin hatten wie der Priester ihr Knie vor dem Hochaltar gebeugt, waren alle gemeinsam in die Sakristei gezogen. Severin hatte schnell fortgemusst, weil er für den Vater noch einen Weg zu erledigen hatte. Balthasar hatte Severins Aufgaben gerne übernommen, schließlich half man sich. Er sah zu, wie der Priester nacheinander den Rauchmantel und die Stola ablegte. Es folgte das Untergewand. Alle Stücke hatte er in Empfang genommen, sorgfältig zusammengefaltet und auf ein Regal gelegt. Dann wandte der Priester sich zu ihm und trat näher. Balthasar schloss die Augen, rang nach Luft und starrte auf den Mann, der jetzt vor ihm stand. Es war ein anderer als der vom Nachmittag. Hier das war ein Geist. In ihm loderten Wut und Hass auf. Der ungezügelte Wunsch nach Rache. Er ballte die Fäuste. Dieser hier wollte ihm kein Unrecht antun. Kein Priester wollte Böses tun. Kein Priester sollte Böses tun. Niemals. Und doch war es geschehen. Heute. Nach der Messe. Etwas zersprang in Balthasars Kopf wie ein Kirchenfenster, in das der Sturm einen Stein hineinweht. Die Erinnerung flutete sein Denken. Jeder Gedanke klar. Wie der Priester zu ihm kam. Wie er ihn angefasst hat.

Der Geist sah ihn an.

Wie er, Balthasar, sich gegen den Priester gewehrt hatte.

Der Geist bewegte seine Lippen, und Balthasar ahnte mehr, was er sagte, als dass er es hörte.

Wie er geschrien hatte.

»Ich kenne deine Geschichte.«

So laut.

»Es war eine große Sünde, die damals vor all den Jahren hier geschehen ist.«

So flehend.

»Ich bete für dich.«

So vergeblich.

»Auf dass du endlich Erlösung finden mögest.«

Bis der Priester seine Hände um Balthasars Hals gelegt und zugedrückt hat.

Er, Balthasar selbst, war der Geist. Die Erkenntnis brannte mehr noch als die Erinnerung.

Er hatte gebettelt, bis der Schmerz kam und die Stimmen der Eltern und Brüder in seinen Ohren lauter wurden. Sie flüsterten ihm zu. Und die Stimme der Großmutter: Wer gewaltsam zu Tode gekommen war, kam immer wieder an den Platz seines Todes, um den Mörder zu überführen und Frieden zu finden.

Und dann die Dunkelheit.

Der Junge erwachte in die Dämmerung hinein. Entfernt erklangen die Rufe des Nachtwächters. Mitternacht.

*

Nach der Grundsteinlegung am 15. August 1248 sollte es bis zur Vollendung des Baus der hohen Domkirche Sankt Petrus, wie der offizielle Name des Kölner Doms lautet, 632 Jahre dauern, bis am 15. Oktober 1880 das Ende des Dombaus gefeiert werden konnte. Wobei die Kathedrale nie aufgehört hat, eine Baustelle zu sein. Vermutlich sind die Kölner auch deswegen fest davon überzeugt, dass die Welt an dem Tag untergeht, an dem der Dom bis auf den letzten Stein komplett fertig ist. Aber seien Sie beruhigt. Das wird nie geschehen.

Die Geschichte um den Messdiener Balthasar beruht auf einer der zahlreichen Geister- und Teufelssagen, die um den Kölner Dom gesponnen werden. »Der Messdiener« spielt um das Jahr 1400, als große Teile des Altarraums und des Chors bereits fertiggestellt, aber an der Stelle des heutigen Langschiffs lediglich eine riesige Trennwand aufgerichtet worden war. In der ursprünglichen Sage ist es aber der Priester, der als Geist wiederkehrt und vom Messdiener erlöst wird.

4 TOD IM WECKSCHNAPP

VON ANDREAS SCHNURBUSCH

Das Kunibertstürmchen, auch »Weckschnapp« genannt, gehörte der früheren Stadtbefestigung der Kunibertstorburg an, *die der Kölner Stadtmauer vorgelagert war. Dieser runde Turm stand im Rhein und war mittels einer Wehrgangbrücke mit dem mittelalterlichen Kunibertsturm, einem Ort des »peinlichen Verhörs«, am nördlichen Ende der Stadtmauer verbunden. Im Jahr 1446 wurde das Kunibertstürmchen zum ersten Mal erwähnt.*

*

SPÄTSOMMER IM JAHRE DES HERRN 1531

Der scharf ätzende Geruch aus dem Filzengraben drang ihm in die Nase und verdrängte den Rosenduft, der ihn die letzten Stunden umgeben hatte. Kein Gedanke mehr an Merglin, die ihm zu Diensten war. Bartholomeus warf einen Blick in den Graben und sah die braune, dampfende Brühe, die sich langsam Richtung Rhein bewegte. Der Gestank war erbärmlich, schlimmer als die Latrine vom Wirtshaus an der Malzmühle. Sollte wieder ein Gerber oder Färber vom Filzengraben am heiligen Sonntag arbeiten? Nein, das konnte er sich nicht vorstellen. Nicht nachdem im letzten Frühjahr Linhart, der Tuchmacher, eine Geldbuße erhalten und zwei Monate später wegen wiederholtem Verstoß gegen das Gebot »Feiertage zu heiligen« die Prügelstrafe bezogen hatte. Bei der nächsten Ratssitzung würde er sich für strengere Kontrollen einsetzen. Ein schwieriges Unterfangen, zumal die Vertreter der Zünfte, insbesondere der Gerber, Färber und Weber, sich dafür starkmachten, einen Sonntag im Monat als Arbeitstag zu bestimmen.

Bartholomeus' Gang war schwerfällig und schwankend. Der aktuelle Pächter vom Wirtshaus an der Malzmühle hatte ihm immer wieder Wein nachgeschenkt und anschließend auf eine Entlohnung verzichtet. Der gnädige Herr sei ihm ein gern gesehener Gast, möge er bei Gesundheit bleiben und wohlbehalten heimkommen, sagte er zum Abschied. Der neue Wirt zollte ihm wenigstens den gebührenden Respekt, anders als Mychel, sein widerspenstiger Vorgänger. Dieser war vor einigen Monaten gemeinsam mit seiner Ehefrau zum Tode verurteilt worden. Bei diesem Gedanken huschte ein genugtuendes Lächeln über sein Gesicht, jedoch war es schade um Grethlin, sie war eine gute Köchin gewesen und hatte mit ihrer roten, lockigen Mähne und ihrem straffen Körperbau unverschämt gut ausgesehen. Die neue Wirtsfrau dagegen hatte nichts von alledem. Sie war aufgrund der Warzen im Gesicht und dem lichten dünnen Haar einfach nur hässlich.

Jetzt war er auf dem Heimweg. Es dämmerte bereits, und es waren nur noch vereinzelte Gestalten, denen man in der Dunkelheit lieber nicht begegnen möchte, unterwegs. Ein Bettler – oder war es eine Bettlerin – stand am

Wegesrand und streckte ihm mit gesenktem Gesicht die Hand entgegen. »Hau ab, du Schnapphahn und Tellerlecker«, er spuckte dem in braunem Filz eingewickelten Geschöpf in die Hand, fügte noch »faules Gesindel« hinzu und torkelte weiter. An der Stadtmauer bog er nach rechts in Richtung Severinstorburg ab. Er hörte Schritte, die ihn verfolgten. Diesem Bettler werde ich es zeigen, dachte er und drehte sich so schnell um, dass er fast gestolpert wäre. Doch da war nichts, kein Bettler und auch niemand, von dem die Schritte stammen könnten. Er ging zur Ecke zurück. Wo war der Bettler geblieben? In der Ferne sah er eine kleine Gruppe grölender Trunkenbolde, vom Blaubach kommend, nach links in den Mühlengraben abbiegen. Hatte er sich die Schritte eingebildet?

Schnell vergaß er die Begegnung mit dem Bettler und überlegte, ob er noch die Winkelschänke aufsuchen sollte. Es war kein offizielles Wirtshaus, sondern eine umgestaltete Scheune hinter einem Wohnhaus, in der heimlich kölsches Keutenbier, das beste in der ganzen Stadt, gebraut wurde. Zwei, drei Becher können nicht schaden, dachte er und bog in eine kleine Gasse ein. Die Getränke wurden im Verborgenen ausgeschenkt, weil der Wirt nicht im Besitz einer Schankerlaubnis war. Es verstand sich von selbst, dass Bartholomeus als Mitglied des Kölner Rates hier umsonst trank.

Gegen Mitternacht verließ er sein Stammlokal mit einem vollen Krug in der Hand. Er schwankte zum nächsten Baum und erleichterte sich, während er mit Mühe versuchte, sein Gleichgewicht zu halten. Es gelang ihm nur halbwegs. Mit voll genässten Hosenbeinen und halbvollem Bierkrug setzte er seinen Weg fort, als er hinter sich eine hohe Stimme wahrnahm.

»Wohin des Weges, du Mörder und Hurensohn?«

Bartholomeus drehte sich langsam um seine eigene Achse, streckte den Arm mit dem Krug zur Seite, um damit zuschlagen zu können, falls der Dieb sich ihm nähern würde. Es konnte nur ein Dieb oder Tagelöhner sein, wer sonst trieb sich nachts hier herum und wagte es, einen Ratsherrn zu beleidigen? Mit seinem glasigen Blick suchte er die Umgebung ab, doch auch wenn er alles nur verschwommen wahrnahm, so war er sich sicher, dass kein Mensch in seiner Nähe war. Der Wirt hatte hinter ihm abgeschlossen, er war der letzte Gast gewesen. Vorhin Schritte, jetzt eine Stimme, das muss am Alkohol liegen. Er trank den Krug in einem Zug leer und warf ihn im hohen Bogen hinter sich.

Die letzten Meter legte er auf allen vieren zurück. Seine Stellung als Ratsmitglied erlaubte es ihm, in einem gemauerten Haus in der bevorzugten Wohngegend im Kölner Süden zu wohnen, unweit der Severinstorburg. Seit seine Frau im letzten Jahr an der Pest gestorben war, lebte er hier mit einer Magd, die für ihn kochte und den Haushalt erledigte. Mit letzter Kraft stemmte er seinen fettleibigen Körper nach oben, öffnete die Tür und taumelte in die Stube. Dort sackte er zusammen und blieb am Boden liegen.

Ein Geräusch hatte ihn geweckt. Sein Kopf brummte, er fühlte sich hundeelend und war immer noch sturzbetrunken. Sein Körper schmerzte. Langsam öffnete er ein Auge. Er lag auf harten Holzdielen, daher also die Rückenschmerzen. Als das zweite verklebte Auge sich langsam öffnete, sah er etwas Grünes. Wo war er? Er rieb sich die Augen, bis die Konturen deutlicher wurden. Er lag vor einem Kachelofen, seinem grünen Kachelofen. Wie war er dort hingekommen? Das Wirtshaus an der Malzmühle,

Merglin und ihr weicher nach Rosen duftender Körper, Winkelschänke, und dann war da noch diese Stimme von dem Dieb, der zu feige war, sich zu zeigen – an mehr konnte er sich nicht erinnern. Er wälzte sich auf die andere Seite, auf der Suche nach einem Gegenstand, an dem er sich hochhangeln konnte. Über einer Stuhllehne hing sein Mantel, sein schwarzer Hut lag auf dem Tisch. Er hatte sich also noch entkleidet, warum lag er dann nicht in der Kammer? Unter dem Tisch entdeckte er auf der anderen Seite zwei Leinenschuhe und ein Stück von einem braunen Gewand. Erschrocken riss er die Augen weiter auf, derweil sein schwammiger Körper wieder in die Rückenlage zurückrollte. Dann hörte er, wie die Gestalt sich erhob und um den Tisch zu ihm kam. Bartholomeus rutschte zurück und lehnte sich an den Kachelofen. Die Gestalt war zierlich, vielleicht ein Knabe, er traute seinen Sinnen nicht. Das Gesicht war unter der heruntergezogenen Kapuze nicht zu erkennen.

»Wer bist du, was willst du von mir?« Seine heisere Stimme zitterte vor Angst. Gleichzeitig spürte er, dass er sich übergeben musste. Das Wesen, oder was immer es war, beugte sich zu ihm herunter. Die riesige Kapuze stülpte sich über sein Gesicht, er spürte seinen eigenen ekelhaften Atem, der ihm entgegenschlug. Dann sah er leuchtende Punkte, zwei boshaft dreinblickende Augen, Satansaugen.

»Nein, ich will nicht in die Hölle!«, schrie er und drehte sich zur Seite, wo er seinen Mageninhalt in einem Schwall erbrach.

Als Bartholomeus sich wieder zurückdrehte, war die Gestalt verschwunden. Sein Verstand war noch vollkommen benebelt, er fragte sich, ob er gerade einen Traum durchlebte. Gab es dieses Wesen, das ihn mit so einer weichen hohen Stimme bedrohte, nur in seiner Fantasie? Er zog sich am Ofen hoch und schleppte sich nach hinten in sein Gemach, wo er seinen Rausch ausschlief.

Die Ratssitzung fand erst am Nachmittag statt. Vorher hatte er noch eine Unterredung mit einem Richter vom Gewaltgericht. Es ging um ein Urteil gegen drei Burschen im Alter zwischen zwölf und 15 Jahren, die bei einem Diebstahl erwischt worden waren, der sich folgendermaßen zugetragen hatte: Während die beiden jüngeren einen Bauern ablenkten, der auf dem Marktplatz seine Waren feilbot, schnitt der ältere ihm das Jutesäckchen vom Gürtel und erbeutete zwei Gulden.

Der Richter hatte die altersgerechte Reife der Burschen festgestellt und wollte heute seine Entscheidung verkünden, sie an den Pranger zu stellen und die beiden Zwölfjährigen mit zehn und den älteren mit 20 Rutenschlägen zu züchtigen. Bartholomeus war mit diesem Urteil überhaupt nicht einverstanden, zumal er ein Jahr zuvor selbst Opfer von dem damals 14-Jährigen geworden war. Dem Jungen fehlten bereits zwei Finger, die man ihm aufgrund anderer Diebstähle abgeschnitten hatte. Er war Vollwaise und ein Dieb, solche Menschen hatten seiner Meinung nach nichts in dieser Gesellschaft zu suchen. Er würde dem Richter als Ratsmitglied empfehlen, ihn in das Kunibertstürmchen zu sperren. In diesem Hungerturm erwartete ihn der Tod, eine gerechte Strafe, wie Bartholomeus fand.

Das Wirtshaus an der Malzmühle kam ihm in den Sinn, doch der Wein musste warten. Hach, wie bedauerlich auch, dass Grethlin dort nicht mehr kochte, aber sie war zu dreist gewesen …

NEUN MONATE ZUVOR

Die Schenke an der Malzmühle war wie immer am Abend vor dem heiligen Sonntag gut besucht. Heute, eine Woche nach Allerseelen, war der Schankraum so voll, dass Mychel sogar neue Gäste abweisen musste. Der große Holztisch neben dem Eingang war besetzt mit Herren vom Rat der Stadt Köln, die das neu gewählte Mitglied Bartholomeus von Böhm feierten. An den kleineren Tischen saßen Reisende, Handelstreibende, Fremdenführer und Ratsvertreter der Zünfte. Grethlin, Mychels Ehefrau, stand neben der Theke an der offenen, mit einem Eisenkorb gesicherten Feuerstätte, über der aus einem am Kesselhaken hängenden Pott appetitlich riechende Düfte den Raum erfüllten. Grethlin rührte in dem Eintopf aus Getreidebrei, Kohl, Sellerie und Schweinefleisch. Die Ratsmitglieder bestellten zum Essen Wein, während die anderen Gäste vornehmlich Grutbier tranken.

Rechtzeitig vor der Sperrstunde schickte Mychel seinen Schankknecht nach Hause. Der Schankraum leerte sich zusehends, lediglich das neue Ratsmitglied saß noch am Tisch und bestellte eine neue Maß. Mychel servierte den Wein, während sein Gast ihn keines Blickes würdigte und stattdessen Grethlin beobachtete, die gerade das Feuer löschte.

»Gnädiger Herr, die Sperrstunde naht, dies ist die letzte Maß, wir wollen dann absperren.«

Bartholomeus schaute nach oben und erwiderte mit lallenden Worten:

»Sperrstunde? Weißt du, wer ich bin? Ich bin im Rat, ich bin das Gesetz, für mich gibt es keine Sperrstunde. So und jetzt belästige mich nicht weiter.«

Er belauerte Grethlin, wie sie mit einem Korb durch die Hintertür zum Hof ging. Kaum war Mychel zurück am Schanktisch, erhob sich Bartholomeus, um die Latrine im Hinterhof aufzusuchen. Nach Erledigung seines Geschäftes ging er in die gegenüberliegende Scheune, in der er die Köchin vermutete. Das Tor knarrte, als er es schwerfällig öffnete. Am anderen Ende stand Grethlin und sammelte Holzscheite von einem Stapel. Sie hatte ihr Haarband gelöst, sodass ihr orange leuchtendes, lockiges Haar offen auf ihre Schultern fiel. In keinem Bordell war er jemals einer so schönen Frau begegnet.

»Gnädiger Herr, der Schankraum ist auf der anderen Seite des Hofes«, sagte sie höflich, während der Ratsherr wortlos auf sie zuging. Grethlin legte das letzte Scheit in den Weidenkorb, strich ihr Wollkleid gerade und richtete sich auf. Ihr war der Mann bereits am Abend aufgefallen, sie hatte seine Blicke gespürt, als sie am Kessel stand. Es war nicht einfach, betrunkene Männer zurechtzuweisen, schon gar nicht einen Ratsherrn und erst recht nicht als Frau.

Sie nahm die Laterne in die Hand und leuchtete in seine Richtung.

»Gehen Sie bitte, ich muss auch zurück, mein Mann erwartet mich.« Sie bekam Angst. Weglaufen war nicht möglich, um den einzigen Zugang zur Scheune zu erreichen, musste sie an ihm vorbei. Unmittelbar vor ihr blieb er stehen, kramte ein paar Gulden aus seiner Hosentasche und lächelte sie an.

»Hier, schöne Frau, dein Mann wird nichts dagegen haben, wenn du auch zum Einkommen beiträgst.«

»Was halten Sie von mir? Ich verbitte mir das. Wenn Sie nicht sofort …«

Weiter kam sie nicht. Blitzschnell hatte er sie am Kragen ihres Kleids gepackt, zu sich gezogen und in einer Drehung auf den Boden geschmissen.

»Hilfe!«

Er riss ihr das Tuch vom Hals und stopfte es ihr in den Mund. Mit der anderen Hand schob er ihr Kleid und Unterrock hoch und versuchte seine eigene Hose herunterzuziehen.

Mychel wunderte sich, wo sein letzter Gast blieb. Mittlerweile war Sperrstunde, und er wollte keinen Ärger bekommen. Der Ratsherr wird doch nicht in die Latrine gefallen sein, dachte er scherzhaft und betrat den Hof, um nach dem Rechten zu sehen. Er hörte den Hilfeschrei und rannte in die Scheune.

»Grethlin, Grethlin, oh Gott!«

Bartholomeus blickte auf und sah nur noch den Schuh, der ihn mitten ins Gesicht traf.

»Das werdet ihr büßen«, blubberte er, während Mychel seine Frau unter ihm wegzog und schützend den Arm um sie legte.

»Sie Schwein! Sie wollen Ratsherr sein, Sie sind eine Schande für die Gesellschaft. Machen Sie, dass Sie fortkommen!«

Bartholomeus wischte sich das Blut, das ihm aus der Nase triefte, mit dem Ärmel ab und rannte zum Tor. Kurz blickte er zurück. »Wir sehen uns wieder.«

Am nächsten Nachmittag kamen sie. Bartholomeus, zwei weitere Ratsherren und vier Büttel der Stadt Köln. Mychel hatte geahnt, dass der Vorfall böse enden würde, schließlich hatte er ein Mitglied des Kölner Rates geschlagen.

Man brachte sie zum Gewaltgerichtsgebäude südlich des Platzes, wo der große Dom gebaut wurde, und sperrte sie dort in ein Kellerverlies.

Am darauffolgenden Morgen wurde ihr Fall verhandelt. An den Händen und Füßen gefesselt wurden sie zu einer Holzbank links vom Richtertisch geführt, von zwei Bütteln bewacht, die mit verschränkten Armen und ernstem Gesichtsausdruck hinter ihnen standen. Grethlin schluchzte, und Mychel flüsterte ihr tröstende Worte zu. Bisher hatte man ihnen noch keine Anklagepunkte genannt, und sie durften sich auch noch nicht äußern.

In der vordersten Reihe erkannten sie neben anderen Personen den Ratsherrn Bartholomeus. Seine Nase war bläulich geschwollen.

Der Richter gab allen ein Zeichen, sich zu setzen.

»Der Rat und die Vertreter der Gaffeln haben gestern getagt und die vom Ratsmitglied Bartholomeus von Böhm vorgetragenen Anschuldigungen gegen die hier anwesenden Eheleute Mychel Peters und Grethlin Voss beraten. Aufgrund der schwerwiegenden Vorwürfe wurden nach der Ratssitzung die beschuldigten Wirtsleute in ihrem Heim aufgesucht und in Gewahrsam gebracht.«

»Was wird uns denn vorgeworfen, wir sind …« Mychel war aufgesprungen, wurde aber jäh von einem Büttel zurückgerissen.

»Sie reden erst, wenn ich Ihnen das Wort erteile, verstanden?« Mychel nickte demütig.

»Den beiden Eheleuten wird vorgeworfen, den Ratsherrn Bartholomeus von Böhm am vorgestrigen Abend in niederträchtiger Weise unter Ausnutzung seines alkoholisierten Zustandes nach einer Ratsfeier in einen Hinterhalt gelockt und ihn dort zusammengeschlagen und ausgeraubt zu haben.«

»Lügner, du hast meine Frau …« Mychel war außer sich vor Wut und wurde auch diesmal von beiden Bütteln zurechtgewiesen. Er sah das herablassende Lächeln von Bartholomeus und den vorwurfsvollen Blick vom Richter. Man würde ihnen keine Chance geben.

»Sie dürfen jetzt sprechen, aber sobald Sie beleidigend werden, werde ich Ihnen das Wort entziehen.«

Mychel versuchte seine Atmung unter Kontrolle zu bekommen und riss sich zusammen.

»Herr Richter, verzeihen Sie mir meinen Wutausbruch, aber ich befürchte, dass Unrecht gesprochen wird. Meine Frau und ich sind ehrbare und wohlschaffende Bürger dieser Stadt. Wir haben uns niemals was zuschulden kommen lassen. Vorgestern Abend war unsere Schänke gut besucht, wir hatten viele Gäste, die auch viel tranken. Der Ratsherr Bartholomeus von Böhm war unser letzter Gast, und entschuldigen Sie diese Bemerkung, er war sehr betrunken. Ich brachte ihm noch eine letzte Maß Wein und wies ihn auf die Sperrstunde hin.«

»Kommen Sie bitte zur Sache, wir haben hier nicht ewig Zeit.« Der Richter schaute ungeduldig, fast schon gelangweilt, zur Decke.

»Während ich im Schankraum aufräumte, war meine Gattin in der Scheune, um Holz für den nächsten Tag zu holen. Dann kam der Ratsherr«, er zeigte auf Bartholomeus, »in die Scheune und …«

»Stopp«, unterbrach ihn der Richter. »Wenn Sie in diesem Moment nicht in der Scheune waren, können Sie gar nicht wissen, was der Ratsherr gemacht hat.«

»Aber ich kann Ihnen alles erzählen!« Grethlin stand auf, wischte sich die Tränen aus dem Gesicht und fuhr fort.

»Er kam auf mich zu. Ich sagte, er solle gehen, der Schankraum sei auf der anderen Hofseite. Doch er ließ sich nicht beirren. Er packte mich und schmiss mich zu Boden, er fasste mir«, sie sah beschämt auf den Boden, »… unter das Kleid, und ich rief laut um Hilfe. Mychel kam hereingestürmt …« Sie hielt ihre Hände vors Gesicht und weinte.

»Darf ich den Vorfall weiterschildern, nachdem ich in die Scheune kam?«

»Reden Sie.«

»Ich riss den Ratsherrn von meiner Frau und sagte, er solle unverzüglich gehen.«

»Haben Sie sich Herrn von Böhm mal genauer angesehen? Er ist von schweren Schlägen im Gesicht gezeichnet und Sie reden vom Herunterreißen?«

»Ich habe ihm ins Gesicht getreten, weil es für mich so aussah, als würde er meine Frau schändlich begehren.«

»Es sah für Sie so aus? Warum haben Sie ihn nicht einfach angesprochen? Vielleicht war Ihre Frau gestürzt und er wollte ihr nur helfen?«

»Was? Das ist doch nicht Ihr Ernst! Das hat er Ihnen gesagt?«

»Ratsherr Bartholomeus von Böhm gab an, dass er zu seiner neuen Mitgliedschaft im Rat der Stadt Köln mit seinen Kollegen bei Ihnen im Gasthaus gefeiert hatte. Alle gemeinsam hatten auch Wein getrunken, insofern war Ihre Anmerkung zum Alkoholkonsum des Klägers korrekt.« Der Richter sprach langsam und deutlich. »Aber danach decken sich Ihre Angaben nicht mehr«, seine Stimme wurde lauter und um eine halbe Oktave höher. »Ihre Ehefrau hatte den Ratsherrn, der gerade von der

Latrine im Hof kam, gebeten, den schweren Holzkorb aus der Scheune in die Schänke zu bringen. Während er gutgläubig in die Scheune ging, warteten Sie bereits dort im Dunkeln, schlugen ihn nieder und raubten acht Gulden aus seiner Hosentasche. Sie ließen ihn dort liegen und hofften, dass er, sobald er bei Bewusstsein war, in den Schankraum stürzen und von einem Überfall durch einen Unbekannten berichten würde. Doch Ihr Schlag war nicht hart genug. Der Ratsherr blieb bei Bewusstsein und ergriff sofort die Flucht.«

»Das ist doch nicht wahr, wir sind keine Diebe«, schrie Mychel und wurde wieder unsanft auf die Bank gedrückt.

»Hier steht die Aussage eines Ratsherrn gegen Ihre Behauptungen. Aber es liegen dem Gericht noch weitere Beweise vor. Ratsherr Mayer und Büttel Grindel fanden zwei Guldenstücke auf dem Boden der Scheune. Diese Geldstücke hatten Sie offenbar in der Eile verloren.«

»Nein, nein, das war anders«, meldete sich Grethlin zu Wort. »Der Ratsherr wollte mir das Geld wie einer Hure geben, damit ich ihm zu Diensten wäre. Die Gulden müssen bei dem Gerangel dann zu Boden gefallen sein.«

»Die Ausrede fällt Ihnen erst jetzt ein? Aber es nutzt Ihnen sowieso nichts mehr. Im Schankraum fanden Ratsherr Bartholomeus und zwei weitere Ratskollegen im Anschluss die restlichen Gulden in einem der Tongefäße unter dem Tresen.«

»Das kann nicht sein. Wir haben keine Gulden …«

»Kein Wort mehr«, unterbrach der Richter den aufgebrachten Mychel. »Ich habe genug von Ihren Lügen.«

Mit steinerner Miene und ohne jegliche Hoffnung hörten sie dem Richter zu, der sein Urteil begründete, bevor er es aussprach.

»Hiermit verurteile ich Sie zur Hungerhaft im runden Turm.«

Lautes Raunen ging durch den Saal.

»Der runde Turm … oh Gott …«

»Die sind unschuldig!«, rief eine Frau und verstummte augenblicklich, als sie die Blicke der anderen Zuschauer wahrnahm. Ihr Mann wurde vor ein paar Monaten in diesem hohen, fensterlosen Turm gesperrt, beschuldigt eines Diebstahls, den er nicht begangen hatte. Häufig stand sie am Turm und legte das Ohr an das Mauerwerk, in der Hoffnung etwas zu hören. Die kalten, dicken Wände ließen aber keine Geräusche nach außen dringen. Ab und zu sah sie nur den Scharfrichter rein- und rausgehen. Sie würde ihren Mann gerne beerdigen, er war ein guter Mann, aber eine Leiche gab es nicht. Reisende berichteten, dass im Norden zwischen Düsseldorf und Xanten einzelne Körperteile an Land geschwemmt wurden, wahrscheinlich wurden die verstümmelten Gefangenen im Turm über einen unterirdischen Kanal im Rhein entsorgt.

»Es geschieht recht, unseren Ratsherrn darf man nicht unbestraft bestehlen!«, rief eine andere Frau in die Menge. Zustimmendes Nicken im Saal. »Ja … richtig … ihr sollt verrecken«, dabei streckten sie die geballten Fäuste Richtung Grethlin und Mychel.

Während zwei kräftige Büttel am Eingangstor Stellung bezogen, wurden Mychel und Grethlin vom Scharfrichter über eine rechtsgewandelte Treppe entlang einer graubraunen Basaltmauer nach oben geführt. Hinter ihnen fiel eine schwere Holztür ins Schloss. Der finstere Raum wurde auch durch das diffuse Licht, das durch kleine Spalten in der Balkenanlage der Decke schien, kaum erhellt. Grethlin ging sofort in die Hocke und kauerte sich verzweifelt an die Wand. Mychel versuchte, sich zu orientieren und schritt durch den Raum. Nach wenigen Metern stieß er gegen einen Eimer mit übel riechendem Wasser. Daneben lag ein Laib altes, trockenes Brot. Er ging weiter am Rand entlang und dachte nach. Die Wände waren nasskalt, es roch modrig. Um dieses geheimnisvolle Gebäude rankten sich zahlreiche Gerüchte. Früher wurden an dieser Stätte ganz normale Gefangene verhört und untergebracht. Nachdem sich immer mehr Bürger über öffentliche Hinrichtungen, insbesondere von Kindern, empört hatten, ließ der Rat den Turm umbauen und hier einige Todesurteile unter Ausschluss der Öffentlichkeit vollstrecken. Todesurteile, oh Gott, steh uns bei. Mychel blickte zurück und sah Grethlin wie ein Häufchen Elend dort hocken. Sie hatte ihr Gesicht in den Händen vergraben und wimmerte vor sich hin. In diesem Moment empfand er nur noch tiefe Traurigkeit und einen unbändigen Hass auf den Ratsherrn Bartholomeus, auf den Richter, eigentlich auf alle Ratsmitglieder und jeden, der zuließ, dass sie zum Tode verurteilt wurden.

Seit einer Woche harrten sie bereits in ihrem Verlies aus, die letzten zwei Tage ohne Wasser und Brot. Grethlin hatte die letzten Rationen gar nicht mehr bei sich behalten. Sie hatte Durchfall und fieberte. Als sie sich schon mit ihrem Ende abgefunden hatten, öffnete sich die Klappe in der Holztür. Mychel erkannte das Gesicht des Scharfrichters und wollte ihn nach Wasser anflehen, doch seine Stimme versagte ihm. Die Klappe wurde geschlossen. Dann hörte er ein knarrendes Geräusch. Er blickte nach oben und sah, wie sich eine Luke öffnete. An einem Seil wurde ein Korb bis auf halbe Höhe des Raumes heruntergelassen. Er entdeckte einen Laib Brot und eine Karaffe mit Wasser. Hoffnung keimte auf.

Er stieß seine Frau an, die auf dem Boden lag und dahindämmerte. »Ein Weck und Wasser, da oben im Korb, brachte er mit leiser, heiserer Stimme hervor.

Grethlin öffnete die Augen, ein Lächeln und ein leichtes Nicken, zu mehr Reaktionen war sie nicht in der Lage.

Mychel stellte sich unter den Korb und versuchte hochzuspringen. Es reichte nicht, es fehlte bestimmt noch ein Meter.

»Grethlin, du musst mir helfen, ich schaffe es alleine nicht.«

Er half ihr auf die Beine und hakte sie unter. In der Mitte des Raumes umfasste er ihre Hüfte und hob sie hoch. Grethlin versuchte mit gestrecktem Arm den Korb zu fassen, doch es fehlten immer noch einige Zentimeter. Mychel hatte noch eine letzte Idee. Er hielt seiner Frau die Räuberleiter. Sie stieg mit einem Fuß in seine verschränkten Hände und zog sich an seiner Schulter hoch. Trotz ihres abgemagerten Zustands geriet Mychel ins Schwanken. Grethlin versuchte erneut, nach dem Korb zu greifen. Es fehlten diesmal nur noch ein oder zwei Zentimeter. Mychel versuchte verzweifelt, sie hochzudrücken. Kurz bevor Mychel erschöpft zusammenzubrechen drohte, konnte sie mit den Fingern den Korb umklammern. Doch dann geschah das Unfassbare. Während sie sich mit aller Kraft festhielt, sank Korb mitsamt dem Seil in die Tiefe, und gleichzeitig öffnete sich unter ihnen ein Schacht.

Es ging alles so schnell, dass Mychel nicht einmal schreien konnte. Er fiel, immer wieder gebremst durch die scharf geschliffenen Messer, die in das Mauerwerk des Schachtes eingelassen waren.

Grethlin sah Blut spritzen, sie hörte das dumpfe Klatschen, als der Körper ihres Mannes endlich auf die Wasseroberfläche des Rheins aufschlug. Dann ließ sie los.

Bartholomeus ging, wie jeden Abend, betrunken zu Bett. Seine wirren Gedanken kreisten, wie so oft in den letzten Wochen, um dieses knabenhafte Wesen im Bettlergewand. Würde es ihn auch diese Nacht heimsuchen? Auf dem Heimweg hatte er wieder Schritte gehört und manchmal geglaubt, das dunkle Gewand im Schatten einer Wand zu erkennen. Doch sobald er darauf zuging, war es verschwunden wie ein Geist. Es war aber real, trotz der Satansaugen, die er gesehen hatte. Seit diesem Abend hatte er ständig seine Anwesenheit gespürt. Vielleicht war es ein Zeichen Gottes, ein Vorbote des Fegefeuers, durch das er gehen musste, um seine Seele für den Himmel zu reinigen? Er hatte Angst, erbärmliche Angst davor. Noch mehr fürchtete er sich vor den Qualen und Folterungen der Hölle. Aber wofür wollte Gott ihn bestrafen? Für welche Sünden sollte er büßen? Weil er selten in die Kirche ging oder weil er regelmäßig ein Bordell aufsuchte? Das ging Gott nichts an, er würde den Ratsherrn Bartholomeus nicht kleinkriegen, sprach er sich selbst Mut zu und zog sich die Decke über den Kopf. Er lenkte seine Gedanken wieder zu Merglin und dem einzigen Ort, wo er seine innere Ruhe fand. Dann fiel er in einen unruhigen Schlaf.

Er wurde von einem Geräusch wach, ein lautes, pfeifendes Atmen. Was war das? »Bist du wieder hier?«, schrie er. In panischer Angst umklammerte er einen Zipfel seiner Decke und starrte zum geöffneten Fenster. War das Wesen bereits im Raum? Es war zu dunkel, und er traute sich nicht aufzustehen, um eine Kerze anzuzünden. Das Atmen wurde lauter, es hörte sich jetzt eher nach einem Stöhnen an. War seine Stunde gekommen, sollte er heute geholt werden? Kalter Schweiß rann ihm die Stirn herab.

»Lass mich in Ruhe, du kriegst mich nicht! Du willst Gott sein, dass ich nicht lache. Eine Missgeburt bist du, ich habe keine Angst vor dir!« Sein krankhaftes Lachen schallte laut im Raum, als sich die Tür öffnete. Der Ratsherr von Schwarzenberg stand im Türrahmen, hinter ihm hatten sich Bartholomeus' Magd und zwei Büttel aufgestellt.

»Gnädiger Herr«, sagte die Magd zum Ratsherrn von Schwarzenberg gewandt, »so geht es schon seit Wochen. Jeden Abend lästert mein gnädiger Herr lautstark über unseren Herrgott.« Sie drängte sich nach vorne, um einen Blick in den Raum zu werfen, wurde aber sofort von einem Büttel zurückgezogen.

»Ich habe es vernommen, geh jetzt schlafen, wir kümmern uns um deinen gnädigen Herrn.«

»Aber vielleicht kann ich ...«

»Geh, du Lasterbalg, und wehe dir, wenn morgen die ganze Straße über deinen Herrn spricht!«, drohte er ihr, wohl wissend, dass die Nachbarschaft bereits Bescheid wusste.

Bartholomeus war empört. War das ein Komplott, steckten der Rat und seine Magd hinter seinen Wahnvorstellungen?

»Teufelsgenossen und Hurenknechte, was macht ihr in meiner Kammer? Verlasst sofort den Raum!«

Ratsherr von Schwarzenberg gab den Bütteln ein Zeichen, die daraufhin den Hausherrn aus dem Bett zerrten.

»Was soll das, lasst mich los, ihr Hundsärsche …« Bartholomeus versuchte, sich aus den festen Griffen loszureißen, war jedoch schnell außer Atem, sodass sie letztendlich nur mit seinem Gewicht und nicht mehr mit seinem Widerstand zu kämpfen hatten.

»Der Teufel soll euch holen …«

»Bartholomeus«, unterbrach von Schwarzenberg ihn schroff, »dein Verhalten ist deines Standes nicht würdig. Der Alkohol hat dir deinen Verstand geraubt. Du solltest froh darüber sein, ansonsten müsste ich dich wegen Blasphemie vor das Gewaltgericht bringen. Der runde Turm wäre die Alternative zu dem gewesen, was dich jetzt erwartet.«

Als sie das Haus verließen, sah Bartholomeus die Gestalt mit dem braunen Gewand neben dem geöffneten Fenster seiner Kammer stehen. Er spürte den Blick aus der ins Gesicht gezogenen Kapuze. Dann drehte sich die Gestalt von ihm weg und ließ die Kopfbedeckung nach hinten gleiten. Der Wind wehte durch die orange leuchtenden Haare.

»Dort, seht Ihr? Das Wesen mit den Satansaugen. Seht hin, bevor es entschwindet. Es ist an allem schuld.«

Von Schwarzenberg sah den menschenleeren Weg entlang und schüttelte mitleidig den Kopf.

Man brachte Bartholomeus in ein unterirdisches Verlies der Benediktinerabtei Sankt Mauritius und überließ ihn den Mönchen, die sich schon seit langer Zeit der Betreuung von Geisteskranken widmeten.

Applonia streifte durch die Felder und Wiesen am Mündungsarm der Düssel und sammelte Kräuter. Sie hatte Glück und fand reichlich Schafgarbe und Dill am Wegesrand. Ihre Kiepe war gut gefüllt und sie konnte zeitig den Rückweg antreten. In ihrem Lehmhaus unweit des Rheinufers bereitete sie die Kräuter zu Heil- und Würzmischungen zu. Während sie die Kräuter zum Trocknen aufhängte, sah sie in der Ferne jemanden auf sie zukommen. Neugierig schaute sie auf die immer größer werdenden Konturen der Person, bis sie sie erkannte. Große Freude und Erleichterung stiegen in ihr auf. Vor einem Jahr hatte sie die Frau zwischen angespültem Treibholz am Rheinufer halbtot aufgefunden. Applonia hatte gar nicht glauben können, dass dieses knöcherne, dürre Geschöpf überhaupt noch lebte. Es dauerte Monate, bis sie die Frau wieder hochgepäppelt hatte. Ein halbes Jahr später war sie war sie schließlich davongezogen und hatte ihr versprochen zurückzukehren.

»Ich freue mich. Geht es dir gut?« Sie fielen sich in die Arme und verharrten minutenlang in enger Umklammerung. Die Tränen liefen.

»Ich fühle mich von einer Last befreit. Ja, mir geht es gut.«

»Wirst du länger bleiben?«

»Ich musste erst mein altes Leben regeln, jetzt kann ich ein neues anfangen«, antwortete die Frau. Sie zog ihre Kapuze ab, und die Abendsonne glitzerte in ihren orangeblonden Locken.

*

Eine Sage aus der Freien Reichsstadt Köln erzählt von der besonders grausamen Weise der Hinrichtung im Kuni-

bertstürmchen. Es war der Scharfrichter, der an der Decke des obersten Geschosses den Weck aufhängte, den die hungernden Gefangenen zu schnappen versuchten. Nur stark abgemagerten Gefangenen sei die Flucht deshalb gelungen, weil sie durch den Schacht fallen konnten, ohne dass die Messer sie zerfleischten.

5 GEH STERBEN

VON REGINA SCHLEHECK

Seit der Römerzeit ist das Gebiet vor den Toren Kölns an der Straße nach Aachen ein Ort, wo Tote bestattet wurden, auch wenn das im Mittelalter nur für Delinquenten aller Art, darunter viele Hexen, zutraf, die an der Richtstätte Rabenstein zu Tode kamen, während die frommen Einwohner der »hillijen Stadt« die vorgenommenen Folterungen und das qualvolle Sterben zwar als Volksbelustigung gerne begafften, sich selbst aber an einer der zahlreichen Kirchen Kölns begraben ließen – in der Hoffnung, schnellstmöglich ewige Seligkeit zu erlangen. Als die Franzosen 1794 in Köln einmarschierten, setzten sie dem unhygienischen Leichenunwesen innerhalb der Stadtmauern ein Ende und eröffneten auf dem Gelände, wo bis dahin im Namen der Gerichtsbarkeit Tote produziert, aber keine ehrbaren Bürger begraben wurden, zumal auch das Leprosenhaus, der Ort der Kranken – französisch »Maladen« – dort ansässig war, den Melatenfriedhof.

Zwischen 1435 und 1655 gab es in Köln etwa 100 Verfahren wegen Hexerei, 89 Prozent davon betrafen Frauen, 37 der Beschuldigten kamen überwiegend durch Feuer zu Tode, oft bei lebendigem Leibe in eigens dafür errichteten Strohhütten, gnadenhalber wurden sie vorher erwürgt oder enthauptet. Als am 19.5.1627 die hochrangigste und angesehenste unter ihnen, die Patrizierwitwe Katharina Henot, Tochter und Erbin des kaiserlichen Postmeisters Jakob Henot, Schwester eines Domherrn, verbrannt wurde, war es ein offenes Geheimnis, dass das Fürstenhaus von Thurn und Taxis, das das Postwesen an sich reißen wollte, dahintersteckte. Zumal der vermeintlichen Hexe trotz mehrfacher schwerer Folter kein Geständnis zu entlocken war, weshalb ihre Hinrichtung ein klarer Verstoß gegen damals geltendes Recht war. Dass ihre Seele keine Ruhe geben würde, das erlittene Unrecht zu rächen, liegt nahe …

*

»Pass doch auf!«, schrie der Mann, der aus dem Nichts aufgetaucht war. Er stieß ihr einen Coffee-to-go-Pappbecher vor die Brust, dass die Münzen darin schepperten. In dem Moment, als sie vorbeikam, musste er sich aufgerappelt und ihr in den Weg gestellt haben, sodass sie beinahe mit ihm zusammengerasselt wäre. Ein dunkelhäutiger Rastafari in Lumpen, die rochen, als hätte er sich seit Wochen nicht gewaschen und auch nicht immer rechtzeitig eine Toilette gefunden. Der süßen Beinote nach bekifft. Glasiger Blick, braune Zahnstümpfe.

Ein Schnaupfduich her!

Wieder boxte er sie mit dem Becher, drohte: »Guckstu!«

Erstickende Enge! Kati versuchte im Domplatten-Gedränge seitlich auszuweichen. Wo war Dominik? Ärgerte sich weniger über den Typ als über die Tatsache, dass sie so leicht aus der Fassung zu bringen war. Dieser Geruch! Intensive Sinneseindrücke, die sie immer wieder ins Schleudern brachten.

Ufrecht blieve.

Sie lächelte entschuldigend in Gesichter, die sich ihr zugewandt hatten. In Smartphones, die angehoben wurden. Danach gierten, den eskalierenden Moment einzufangen. Die Menge, die sie eben noch weitergeschoben, ihr von rechts und links zugesetzt hatte, mutierte zur Mauer. Nein, Manege.

Brot und Spiele.

»Hassuwas geng Nigga odawas!«, brüllte der Kerl. Blähte die Nasenflügel, schob die Brust vor, die Chance seines verkommenen Lebens witternd.

Himmel, wer hatte dem Kerl ins Hirn geschissen?

»Lassen Sie mich weitergehen«, sagte sie so freundlich, wie es eben ging.

Wieder knallte er ihr den Becher vor den Latz.

Wut wallte in ihr auf, drückte die Übelkeit weg. »Wegezoll am hillije Dom ze Kölle? Für König Kaspars Rückführung?«

Wusste, noch bevor sie ihm den 20-Euro-Schein in den Becher gestopft hatte, dass es nicht gut ausgehen würde.

»Komm, Kati!« Dominik, den sie am Römertor wiedergefunden hatte, bugsierte sie am Ellenbogen durch die Menge und ließ sie bis zum Appellhofplatz nicht mehr los.

Am Eingang wurden sie zügig durchgeschleust. Der Saal war überfüllt. Alle lokalen Blätter hatten berichtet. Die Social Media-Kanäle waren voll gewesen.

Shakehands mit dem Anwalt, der sie zur Anklagebank führte. Raunen. Mit Erscheinen des Gerichts kehrte Ruhe ein. Alle erhoben sich. Eröffnung der streitigen Verhandlung.

Der Anspruch der Klageseite wurde vorgebracht: Räumung infolge der Kündigung nach dem Tod des Vaters der Beklagten.

Der zu klärende Vorwurf: Die Erbin sei ihrer Informationspflicht nicht nachgekommen, weswegen der Kläger von seinem Recht erst verspätet hätte Gebrauch machen können. Nur durch Zufall habe man erfahren, dass der Pächter verstorben war, woraufhin sofort die Kündigung verschickt worden sei. Aufgrund der ausgebliebenen Benachrichtigung außerhalb der einmonatigen Sonderfrist nach dem Ableben. Die sich in dem Fall nicht nach dem Todeszeitpunkt, sondern der Information über denselben richten müsse. Zumal diese den formalen Ansprüchen nicht genügt habe. Ein Anruf bei dem Hausbesitzer entbinde nicht von der Pflicht zur schriftlichen Mitteilung an die Hausverwaltung. Die Beklagte hätte nicht davon ausgehen können, dass der Besitzer dem Verwalter Bericht erstatten würde.

Der Verteidiger zählte Nachweise auf, dass die Mitteilung fristgemäß erfolgt sei. Die Liste der angerufenen Verbindungen am Tag nach dem Tod laut Telefonanbieter. Das Kondolenzschreiben des Besitzers mit Stempel der Verwaltungsgesellschaft. Verlas die Aussage der Mutter zum Inhalt eines weiteren Telefongesprächs mit dem Hausbesitzer zur Übernahme des Pachtvertrags.

Warum Frau Menot nicht vor Gericht erschienen sei, erkundigte sich die Gegenseite. Ah, ein Attest über den gesundheitlichen Zustand, ihr Alter. Wie es um den mentalen bestellt sei? Den der Angeklagten? Habe es da nicht Berichte über Drogenexzesse gegeben? Wie glaubwürdig?

»Lüge!« Kati sprang auf, fragte scharf, woher der Verwalter denn vom Tod ihres Vaters erfahren habe, wenn nicht über den Besitzer?

Der Verteidiger pfiff sie zurück.

Der Richter rügte den Zwischenruf, gab die Frage aber weiter.

Über die Todesanzeige in der Zeitung, lautete die Antwort des Verwalters.

Ach, was falscher Lugen.

»Lüge! Es hat gar keine Anzeige gegeben!«

»Sie wollten den Tod also verheimlichen, damit wir Sie nicht kündigen!«

»Sie haben es schlicht versäumt, mich fristgemäß rauszukicken. Vermutlich kam die Lovegirls-Anfrage Wochen später. Und jetzt versuchen Sie es im Nachhinein so zu drehen!«

»Ruhe!«, rief der Richter.

»Der ›Henker‹ muss bleiben!«, schrie jemand aus dem Publikum.

Höhnisches Lachen aus einer anderen Ecke. »Wer braucht schon Henker, wenn er Huren haben kann?« Andere johlten: »Huren! Huren!« – »Lovegirls, not hangman!«

»Wir lassen uns den ›Henker‹ nicht nehmen!«, scholl es zurück.

»Ihre Fans!« Der Verwalter wies anklagend auf die Schreier.

Der Richter klopfte mit der flachen Hand auf den Tisch. »Ruhe!«

Dominik schrie: »Lovegirls arbeitet mit Gutscheinen für Bordell-Flatrates!«

Im Publikum brach Tumult aus.

Dem Richter platzte der Kragen. Er vertagte die Verhandlung und bestellte den Hausbesitzer ein.

Dominik wartete am Ausgang auf sie.

»Nimm mich in den Arm«, sagte sie.

»Nicht hier.«

Der Griff an den Ellenbogen fühlte sich mehr nach Abführen als nach Fürsorge an. »Warum musstest du so provozieren?«, fragte sie auf dem Weg zum Parkhaus.

»Weil die Verhandlung eine Farce ist«, gab er zurück. »Der Richter ist bis zur Halskrause geschmiert. Was ein Puff in so prominenter Lage abwirft, da kannst du niemals mithalten! Deine einzige Chance ist Öffentlichkeit. Aufsehen erregen auf Deibel komm raus.«

Das zumindest war erreicht. Mailbox, Posteingang, Accounts quollen über von Nachrichten, Meldungen aus den sozialen Medien und Schlagzeilen.

»Menot wehrt sich!«

»Kölner Bürger stehen zum ›Henker‹!«

»Friedliche Einigung nicht in Sicht!«

»Kölscher Klüngel an Melaten?«

YouTube-Videos von der Domplatte. Die peinliche Szene mit dem Penner.

Kommentare darunter.

»Wie ist die denn drauf? Schwarze raus? Negerfreie Zone?«

»Rassistisches Rabenaas!«

»Haha! Gucci meets Gosse!«

»Höchste Zeit für die Menot-Pause!«

»Zum Henker mit der Schlampe! Da gehört sie hin!«

»Heul doch! Flüchtlinge bashen und das Justizopfer geben!«

Ach mein Got, uberal nur boese Feindt. Wie lang noh? Ich wolt die grobe Lugen balt verdedigt haben.

Sie fuhr in die Pflegeresidenz Schloss Bensberg, wo der Vater der Mutter eine Eigentumswohnung eingerichtet hatte. Erstattete Bericht.

»Und was sagt Dominik?«

»Was soll er sagen, Mutter? Er hat durch die mediale Kampagne kräftig Stimmung gemacht, hält Krawall für zielführender. Glaubt, dass es gelingt, so viel öffentlichen Druck zu erzeugen, dass es zu einer kölschen Lösung kommt.«

Die Mutter zog die Stola enger, die verrutscht war, während sie mit dem Rollator durch den Park ruckelte.

»Dominik ist ein guter Junge. Warum heiratest du ihn nicht?«

»Nein, ist er nicht.« Wie sollte sie ihr das erklären? »Mutter, ich bin einfach noch nicht so weit. Im Moment ist mir das sowieso alles zu viel. Zuerst muss das mit dem ›Henker‹ geklärt werden.«

»Gut, dass er dich darin so unterstützt, Kati. Ich bin ja leider zu nichts mehr zu gebrauchen.«

»Ich bin mir manchmal nicht so sicher, ob sein Eingreifen nicht das Gegenteil bewirkt.«

Und ob das nicht das eigentliche Ziel ist.

»Er sagt, man muss den Lokalpatriotismus der Kölner ansprechen. Köln stehe für ein Lebensgefühl. Für Jahrhunderte alte Gastfreundlichkeit der bedeutendsten Pilgerstadt am Jakobsweg. Drink-doch-eine-met-Mentalität statt Geschäftemacherei. Lokale verkörpern diese Tradition. Der ›Henker‹ ist ein Sinnbild dafür. Papa war eine Institution.«

»Er war ein guter Junge«, seufzte die Mutter.

Der dich ins Altersheim abgeschoben hat. Scheidung auf Kölsch. Er wusste immer, wie er es hinkriegte.

Als könnte sie Gedanken lesen, fuhr die Mutter fort: »Dein ewiger Widerspruchsgeist! Du denkst zu viel nach! Liest zu viel! Wirst noch sehen, wohin dich das bringt.«

»Vater hätte es genauso gesehen, oder? Schon um seinetwillen werde ich mich nicht über den Tisch ziehen lassen. Der Verwalter lügt, dass sich die Balken biegen. Nur weil Miete und Pacht in Köln in den letzten 20 Jahren in astronomische Höhen geklettert sind und seine Gesellschaft hinter der Anfrage von Lovegirls ein Riesengeschäft wittert. Ich will den Umbau so schnell wie möglich wieder aufnehmen. Nach Papas Plänen.«

»Liebelein«, die Mutter war stehen geblieben und streichelte ihre Wange wie einem kleinen Kind. »Du lässt dir ja doch nichts sagen. An dir ist definitiv ein Junge verloren gegangen.«

»Rein gar nichts ist an mir verloren gegangen, Mutter. Hör auf rumzuheulen! Ich hole mir, was mir zusteht.«

Bey meiner Sehlen Heill.

Auf dem Rückweg fuhr sie an der Uni vorbei. Laut Vorlesungsverzeichnis musste Dominiks Seminar beendet sein. Er verbrachte die Mittagspausen grundsätzlich im Büro, wo er Schriftverkehr erledigte, Veranstaltungen vorbereitete oder Arbeiten korrigierte. Oder einfach nickerte. Der Herr Professor. Fleißig. Tugendhaft. Fäden spinnend.

Als sie, ohne zu klopfen, eintrat, hatte er es sich auf der Chaiselongue bequem gemacht.

»Mir steht noch etwas zu«, sagte sie. Drehte den Schlüssel im Schloss, schleuderte die Slipper gegen die Wand und knöpfte ihr Kleid auf, während sie auf das Sofa zuschritt.

Er lächelte. Schloss die Augen. Warum erinnerte es sie an ein Kinderspiel? Wer sich die Augen zuhält, ist nicht mehr da. Kann nicht zur Verantwortung gezogen werden.

Sie ließ das Kleid fallen, schlüpfte aus dem Slip und streifte den BH über den Kopf. Näherte sich geräuschlos dem auf dem Rücken Liegenden. Beugte sich über ihn. Sein bestes Stück kam ihr entgegen. Sie ließ sich Zeit. Viel Zeit. Genoss seine Willfährigkeit. Das Wechselspiel von Beherrschung und Beherrschen. Holte sich, was sie wollte. Gewährte ihm schließlich, wonach er dürstete. Was er wollte. Er, der Mann des Wortes. Der Propaganda. Der leibliche Bedürfnisse leugnete. Aber mit ihr auslebte. Stöhnte: »Du bringst mich um den Verstand!«

Vom ersten Tag an hatte seine Kontrolliertheit sie gereizt. Seit sie sich bei einer Vorlesung in der Historischen Fakultät neben ihn gesetzt und es knistern lassen hatte. Beim Übereinanderschlagen der Beine wie zufällig seine streifend. Nackte Haut, die an edlem Zwirn entlangglitt. Sein stockender Atem, das unmerkliche Zusammenzucken. Als sie mit weicher Stimme um Vergebung bat – vorgebend, den Vortrag, ihn nicht stören zu wollen, – und ein spöttisches Lächeln erntete, war ihr Jagdfieber aufgeflammt. Der Schutzschild Distanz war bei seiner Erziehung leicht zu knacken. Die Höflichkeit gebot, dass er ihre Fragen beantwortete, ihre Bitten befolgte. Seine Arroganz weit schwieriger. Die sie nur mit Sinnlichkeit in Schach hielt. Seine Achillesferse. Selbstbeherrschung konnte er gut. Körperlichkeit kein bisschen. Ihren Berührungen war er ausgeliefert.

»Wozu hat der liebe Gott dir so viel Haut über die Knochen gezogen, wenn nicht, dass du mit jeder Pore genießt?«, hatte sie gefragt.

Er hatte das Hirn dagegengehalten. Zentrale Schalt- und Steuerstelle, A und O an der Schnittstelle zwischen Mensch und Tier. Sie legte ihr Ohr an die dicht behaarte Brust. »Was ist mit dem Herzen?«

»Humbug«, sagte er. Mokierte sich, alles Übel in der Welt verursachten Hirnlose, Hodengesteuerte und Hysteriker. Sie hielt die Frigiden, Frustrierten und Fremdgesteuerten dagegen. Ihre Kommunikation geriet ins Kontroverse. Vielleicht der Grund, dass sie sich fast nie in der Öffentlichkeit gemeinsam sehen ließen. Keine gemeinsame Wohnung! Während Kati auf der Suche nach sich selbst war, sich verstehen, beherrschen wollte, galt sein Augenmerk anderen, der Welt, die er verstehen, beherrschen, nach seinem Willen formen wollte.

Nur beim Sex erlebten sie eine Gemeinsamkeit, die sie mit keinem anderen Menschen kennengelernt hatten.

Sey haben mihr auch vorgehalten, ich solt bey ihm im Bet fonden seyn.

Als sie sich von ihm verabschiedet hatte, besorgte sie sich in der Mensa einen Coffee to go und beobachtete das Treiben der Studierenden vor der Bibliothek. Die Skulptur des Albertus Magnus. Theologe und Dominikanermönch, Erfinder des Pakts mit dem Teufel. Wurde er selbst nicht als zauberkräftig verehrt? Hatte es ihm geschadet? Sein Schüler, Thomas von Aquin, ebenfalls

Dominikaner, entwickelte die Theorie weiter, stellte fest, dass Verträge jeglicher Art Gegenstand weltlicher Gerichtsbarkeit seien. Die Kirche sei lediglich Instanz für lässliche Sünden und Verführbarkeit, die sie mit den Instrumentarien Beichte, Buße und Absolution regeln könne. Bündnisse mit dem Satan, Zauberei hingegen wurden ab Ende des 13. Jahrhunderts durch öffentliche Gerichte geahndet. Teufelsfurcht und Hexenverfolgung waren keine Sache des Glaubens mehr. Glaubensfürsten diktierten gemeine Gesetzbarkeit. Jakob Sprenger, Prior und Theologieprofessor an der Universität Köln, Mitverfasser des Hexenhammers von 1487, gleichzeitig glühender Marienverehrer, der asexuellen, aufopferungsvollen, demütigen Rosenkranzmadonna, die sich Schicksal und Willen des allmächtigen Gatt- nein, Gottes widerspruchslos beugte. Erbittert das andere Extrem brandmarkend: die unabhängige, selbstbestimmte, sexuell enthemmte Hexe.

Seine Mitautorenschaft am »Malleus maleficarum« neben Heinrich Institoris war in der Geschichtswissenschaft umstritten. Seine Handschrift unverkennbar. Unterdrückte Libido, die eigenen Abgründe zum Antipoden stilisierend. Ein grausiges Sammelsurium an Schauermärchen, ergänzt durch scholastische Erläuterungen von Regeln zur systematischen Verfolgung und Vernichtung teuflischen Treibens – zuvorderst von Frauen. Per definitionem unterlegen. Zuvorderst von armen. Leichte Opfer. Zuvorderst heilkundigen. Ernstzunehmende Konkurrenz für die scholastische Medizin. Es galt, dem Machtkampf den theologischen Unterbau zu geben. Hatte Eva nicht der Schlange ihr Ohr geliehen, den Gatten verführt und für die Vertreibung aus dem Paradies gesorgt? Dass Adam selbst um die Gefährtin, die sich als Gefährdung entpuppte, gebettelt hatte, dass er selbst vom Apfel der Erkenntnis gekostet und daher dieser – auch der Selbsterkenntnis – fähig hätte sein müssen, dass er Eva unter Schmerzen gebären machte. Welche Rolle spielte das auf der Suche nach dem Sündenbock für das selbst verschuldete Unglück?

Im heiligen Köln, einer der bedeutendsten Handelsstädte seit der Römerzeit, wütete der zur Wirklichkeit erklärte Wahn. Forciert durch den Mönchsorden der Dominikaner, der seine Hauptaufgabe im Predigen und Kampf gegen abweichende Meinungen sah. Der die Inquisition erfand. Canis domini, Hund des Herrn.

Die argste und greulichste Sünd auf Erden.

Ein Anzugträger, der an der Statue vorbeischlenderte, zog Katis Aufmerksamkeit auf sich. Dominik? Eine Gruppe Menschen drängte sich vorbei. Als der Mann sich zu ihr umwandte, duckte sie sich unwillkürlich weg. Lumpen, eine dunkle Gestalt mit Dreadlocks.

Was dat nit Zuberwerck?

Zu Hause vergewisserte sie sich kurz: Der Shitstorm hatte Fahrt aufgenommen. Die Missfallensbekundungen über den Vorfall am Morgen waren sexistischen Schmähungen und Gewaltandrohungen gewichen. Rassismusvorwürfe und Angriffe. Aus der Schwarzenhasserin und Hure war die Niggerhure geworden, die in ihrer Beliebigkeit – eine Frau, die mit Schwarzen rummachte, statt sie runterzumachen – zeigte, dass der Gegenstand des Anstoßes vollkommen egal war. Es ging um die Freude am Anstoßnehmen. Dazu wurden weitere Aspekte genüsslich ausgeweidet: der reiche Vater, der Rechtsstreit um den Pachtvertrag. Man warf ihr Privilegien, Gier und Betrug vor. Ihr Aussehen! Hatte sie nicht sogar einmal für die Cosmopolitan posiert? Eitle Fotze! Ihr Umgang! War sie nicht anlässlich der Eröffnung des ersten Bunny-Clubs auf europäischem Festland im Kölner Rheinauhafen mit Peter Doherty koksend auf dem Klo erwischt worden? Junkie-Luder!

Oh, boeser Zungen Geredt!

Dominiks Strategie der Polarisierung – Buhlen um die Traditionalisten, die wollten, dass sie den Betrieb des Vaters übernahm – und Verleumden der Lovegirls-Lobbyisten, die mit wirtschaftlichem Aufschwung argumentierten, Steuermillionen in kommunale Kassen sprudeln sahen und sich nicht entblödeten, von Frauenrechten zu faseln, die in modernen Großbetrieben mehr Berücksichtigung fänden als in schmierigen Vorort-Bordellen – hatte eine gefährliche Unwucht entfaltet. Zu ihren Ungunsten. Die Gegner dominierten – zumindest in den sozialen Medien. Böse Absicht?

Ueble Worth bringen dich ahn den Galgen.

Sie klappte den Laptop zu. Whatsappte Dominik, sie wollte noch einmal mit dem Fahrrad zum Friedhof. Bog an der Inneren Kanalstraße nicht in die Weinsbergstraße ein. Wollte den »Henker« aus dem Kopf verbannen. Wo er sich umso breiter machte. In der Mechternstraße hinter den Containern lag er. Der Straße, die nach den Mechtern, den Märtyrern, benannt war. Das letzte Haus vor dem Friedhof. Dessen Betrieb man ihr streitig machen wollte, um dort Huren anzusiedeln. Ihr Erbe, ihr Haus. Das ihr leider nicht gehörte. Nie gehört hatte. Das eigentlich schon mitten auf dem Melatengelände lag, nur durch die Backsteinmauer davon getrennt. Die Straße der Mechtern führte ins Gebiet der Maladen, der Kranken, die dort, außerhalb der Stadtmauern, im Leprosenhaus gelebt hatten. Und der zum Tode Verurteilten. Zum Gebiet des Rabensteins, dem Reich des Henkers und seiner Helfershelfer. Und der zwielichtigen Spelunken, wo die Zuschauer sich nach den Hinrichtungen betrinken, dem Reich der Huren, an denen sie sich abgeilen konnten. Scharf gemacht durch sich windende, winselnde, kreischende Delinquenten. Die gehenkt, gevierteilt oder gerädert wurden. Oder verbrannt. Denen Hände, Arme, Köpfe abgehackt wurden. Während sie den Leprakranken von selbst abfaulten. Heutzutage fanden einzelne Körperteile in der Nähe des Seiteneingangs an der Aachener Straße ihre letzte Ruhestätte. In der Entsorgungsgrabstelle der Rechtsmedizin. Deren Grundstück am Melatengürtel in das Gelände hineinragte.

Kündete nicht alles, was auf diesem Boden stand, von Gewalt, Krankheit, Tod? Hatte ihr Vater dem nicht ein Versöhnungsangebot entgegengesetzt? Schlemmen beim Schergen.

Die Gnad Gotes seie mit uns allen, Amen.

In dem Haus, in dem er über ein halbes Jahrhundert gewirkt hatte, im »Henker«, war alles, was in Köln Rang und Namen hatte, ein- und ausgegangen. Nicht nur in Köln. Deutschlandweit. International. Die Familie des letzten US-Präsidenten: Dessen Onkel, Said Hussein Obama, hatte kurz vor Papas Tod eine rauschende kölsch-kenianische Feier dort abgehalten. Seine Halbschwester, Doktor Auma Obama, war nach der Überreichung des Nachhaltigkeitspreises ein halbes Jahr vorher bei ihnen eingekehrt.

Rassistische Fotze!

Den greisen Befreiungstheologen Gustavo Gutiérrez Merino hatte der Vater anlässlich seiner zweiten Ehrendoktorverleihung in Deutschland bewirtet.

Gucci meets Gosse!

Ja, auch Stars und Sternchen aus aller Welt. Tom Hanks war beim »Henker« eingekehrt. Die Clooneys. Andere wurden rausgeschmissen. Als Kollegah und Farid Bang nach dem Konzert im Januar aufkreuzten, konnten sie gleich wieder gehen.

Der Name Menot zählte. Er war Erbe und Bürde. Nie wieder würde eine Menot sich über den Tisch ziehen lassen. Me not!

Damit ich nit unschuldig umbkom.

Sie nahm den Haupteingang in der Piusstraße, schob das Fahrrad am Ruhegarten und der Trauerkapelle vorbei auf die Millionenallee. Vorbei an der Kapelle der Roma-Königin Czory. Vorbei an Pomp und Pracht der Kölner Bürgerschaft, die an der Hauptachse des Friedhofs noch einmal so richtig zeigen wollte, wo der Steinmetzhammer hing. Bog schließlich nach Westen ein. Oberhalb der Mechternstraße, so nah dran, wie es ging, ganz in der Nähe des Steinnusgrabs mit Schmiemanns Sensenmann, der warnend die Sanduhr hochhielt. Da lag Papa nun.

Auf der Bank davor, wohlig in der Abendsonne zusammengekringelt, der Rastafari. In tiefem Schlummer. Sie setzte sich daneben, vorsichtig. Keine schlafenden Hunde wecken. Canes domini.

Wenn diß nit Zuberwerck were!

Bilder. Die Strohhütte. Genau hier. Nur für sie erbaut. Lichterloh brennend. Fanal und Feuertaufe nach der Folter. Die Fahrt auf dem Karren vom Hahnentor über das holprige Pflaster der Straße in Richtung Aachen. Schelte, Schimpfen, Schreien. Faules Gemüse, Eier, Kehricht. Zuber voller Exkremente.

Da jeiht se hin, die Zuberin!

Grobe Hände am Hals. Erstickende Enge. Aufwallende Übelkeit. Die Kübel! Der Schweiß des Widersachers! Beinote von Rauch.

Sie zuckte zusammen. Schnupperte etwas zwischen Scheiße und Schwefel.

Der Penner neben ihr blähte! Pestilenz!

Er räkelte sich, öffnete die Augen, bleckte die braunen Zähne und zeigte das Peace-Zeichen.

»Gib dir keine Mühe, Dominik«, gab sie müde zurück. »Oder soll ich dich Thomas nennen? Jakob? Wie hieß der Richter noch? Der Henker?«

Er setzte sich auf, die Haltung straffte sich und für einen Moment schien sie sich in Luft aufzulösen. Dann zupfte er den Anzug zurecht, fuhr sich durch die gegelten Haare und bot sein bestes Blendax-Lächeln. »Besser?«

»Der ewige Dominikaner!«

Ich bin dreymal vor sey auff die Knie gefalle und sey gebette.

Sie stand auf. »Wann willst du endlich erwachsen werden?«

Er zog es vor sitzen zu bleiben. Breitbeinig, die Arme rechts und links lässig über die Lehne gelegt.

»Wann wirst du endlich zur Vernunft finden?«

»Was hat diese alberne Scharade mit Vernunft zu tun?«

Er lachte. »Nimm es als Experiment. Als Probe aufs Exempel. Du fällst immer wieder darauf rein. Verlierst die Nerven, deine Selbstbeherrschung. Und deine Reputation.«

»Teufel!«, sagte sie. Meinte es vollkommen ernst.

»Hast du das nicht gelernt im Studium, dass es den Teufel nicht gibt?«

»Sagen wir so: Ich habe gelernt, wie er funktioniert.«

»Und dir nichts abgeguckt?«

»Nicht für mich. Nicht mein Ding.«

»Aber doch begriffen, dass du selbst dazugehörst? Indem du dich wieder und wieder inkarnierst?«

»Sagen wir: geahnt.«

Der gefallene Engel, der nicht verschmerzen konnte, dass Gott die Menschen liebte, ihm die Fehlbarkeit seiner Geschöpfe beweisen wollte – Beweis der eigenen Fehlbarkeit. Der nichts unversucht ließ, sie zu verführen. Als Schlange, Gestaltwandler Adam zur Erkenntnis, zur Vernunft brachte. Um ihn, sich selbst, Stellvertreter Gottes, stellvertretend zu strafen.

Er griff nach ihrer Hand. Als sie auswich, packte er fester zu, riss sie mit einem Ruck neben sich auf die Bank und zischte in ihr Ohr: »Du entkommst meiner Liebe nicht, Katharina.«

»Deinem Hass«, korrigierte sie. Fühlte sich mit einem Mal unendlich müde. Wieder und wieder und wieder die gleiche Geschichte. Nur andere Schauplätze, andere Namen, andere Abläufe. Frau trifft Mann, gegenseitige oder einseitige Anziehung – und Konflikt. Kampf. Der meist zuungunsten der Frau ausging. Die über weniger Mut, Macht und Mittel verfügte. Wenn dann noch Magie dazukam …

»Du sprichst von Katharina Henot, der Postmeisterin?«

»Die das Postmeisteramtserbe zumindest gern angetreten hätte. Aber da gab es ja noch die Herren von Thurn und Taxis. Und dann war sie ein paar Mal im falschen Moment am falschen Ort. – Du! Was sollte man denn davon halten, dass du den Garten des Klosters betratst, der kurz darauf von einer Raupenplage befallen wurde? Dass du einer Schwangeren begegnetest, die kurz darauf einen Abort erlitt? Dass du jemandem ein Almosen zukommen ließest, der kurz darauf starb? Wer dann noch so ungeschickt ist, seine vermeintlichen Rechte vor Gericht einfordern zu wollen, liebe Katharina Menot! Warum eigentlich nicht Metoo?«

»Darum.«

»Es wird aufs Gleiche hinauslaufen.« Er zog sie an seine Brust. Lächelte. »Du weißt, wie du mich schwach kriegst.«

»Schwachsinn.« Es war so ziemlich das Letzte, was sie jetzt wissen wollte.

»Na, los. Du weißt, wie du mich heißmachst, du Hexe. Und ich dich. Du erinnerst dich, wie ich dich zuletzt habe in Flammen aufgehen lassen? Genau hier? In der Strohhütte?« Er kicherte. »Immerhin hat man dich gnadenhalber vorher erwürgt.«

Wens izt nit so ernst were, kunte ich blos lachn.

Mit weicher Stimme: »Bitte, Dominik, zeig mir noch mal den Trick mit dem Formwandel.«

Breites Grinsen. »Ich soll dir den Rastafari machen? Ich dachte, du ekelst dich vor ihm!«

»Er ist widerlich. Ich begreife nicht, wie ein so gut aussehender …«

Sein Umriss verflüchtigte sich. Noch ehe er sich neu

manifestierte, hechtete sie zum Grab, riss das provisorische Holzkreuz aus dem Boden, um es dem Junkie, dessen Kontur sich jetzt auf der Bank abzuzeichnen begann, noch ehe der Körper sich verfestigte, mit Wucht mitten ins Herz zu rammen. Es glitt hinein wie Butter. Erst als das Fleisch sich um die Holzlatte schloss, begann Blut zu sprudeln. Der Mann glotzte sie mit großen glasigen Augen an. Sie zog das Kreuz, an dem der Leib nun wie gepfählt hing, zurück und drückte es wieder in die weiche Erde. Der Körper fiel schlaff darüber, Blut strömte das Holz hinunter und sickerte in den Boden.

»Ha!«, sagte sie. »Herz ist Humbug? Fataler Fehler, lieber Freund. Für dich ist der Pfahl ins Herz der Point of no Return. Erlösung von der ewigen Wiederkehr.«

Rieb die Hände aneinander, reinigte sie von den Spuren des groben Holzes. »Bin gespannt, welche Erklärung der Rechtsmediziner für einen derart furiosen Fehltritt findet, dass du dich selbst aufspießen konntest.«

Trat gegen ein schlaffes Bein. »Nu ja, ziemlich marode Konstitution. Sie werden bei so einem Subjekt nicht viel zu ermitteln finden.«

Kicherte. »Und der Herr Professor ist spurlos verschwunden.«

Griff zum Lenker des Fahrrads, klappte den Ständer hoch und ergänzte im Gehen über die Schulter: »Sorry, Papa. Du kriegst ein schöneres Kreuz. Und der ›Henker‹ bleibt in unserem Besitz. Darauf schließe ich gerne einen Pakt mit dir.«

Wen der Almechtig mir Verstandt geben, wierd er eß mir so lang ich lebe nit neme.

*

Heute gibt es in Köln als Zeichen der Wiedergutmachung und Würdigung die Katharina-Henot-Straße, die Städtische Katharina-Henot-Gesamtschule, eine Katharina-Henot-Skulptur am Kölner Rathausturm, Liedgut, Bücher, ein Hörspiel und einen Film über ihr Leben und Sterben. Eine von ihren Nachfahren 2011 angestrebte Rehabilitation durch die Stadt Köln endete mit einer Ehrung aller in Köln in den Hexenprozessen ums Leben Gekommenen, die dennoch im juristischen Sinn umstritten blieb, da die Stadt Köln sich nicht als Rechtsnachfolgerin der mittelalterlichen, für die Verurteilungen zuständigen, Obrigkeit sah.

6 ALTWEIBERSOMMER

VON JUTTA WILBERTZ

Nur wenige Kilometer südlich des Domes, auf der anderen Rheinseite, der sognannten Schäl Sick, erstrecken sich seit jeher die Poller Wiesen entlang des Flussufers: ein Stück unverfälschter Natur mitten in Köln. Hier treffen morgens fleißige Jogger auf müde Hundebesitzer, sonnen sich mittags nackte Männer auf der Landzunge unterhalb der Severinsbrücke, toben nachmittags fröhliche Kinder durchs Gras, flackern abends heimelige kleine Feuer. Schafe weiden, Möwen kreischen, Schiffe gleiten vorüber – die lang gestreckten Wiesen sind ein friedliches Idyll in einer multikulturellen Stadt.

Doch kann man Idyllen wirklich trauen? Oft reicht es, leicht an der Oberfläche zu kratzen und das Böse kommt zum Vorschein. Ja, das Böse, das vor über 200 Jahren an der gleichen Stelle geschah, an der heute Kinder spielen. Das Böse, das zwar bestraft, aber niemals bereut wurde und darum genau hier weiterlebt. Das Böse, das ununterbrochen auf der Suche ist nach einem verbitterten und verzweifelten Herzen. Ein Herz, in das es seinen dunklen Samen pflanzen kann. Denn das Böse ist niemals zufrieden – es will immer weiter Böses gebären!

*

»Und wieder fordert Vater Rhein ein Opfer. Leichtsinniger Badeausflug mit tödlichem Ausgang«.

Ja, schwimmen kann ganz schön gefährlich sein. Aber Babsi geht jede Woche ins Hallenbad und zieht dort ihre Bahnen. Sie ist fit. Leider. Selbst wenn es mir also gelänge, sie in die Fluten zu schubsen, würde sie einfach wieder an Land klettern – und dann Gnade mir Gott! Obwohl, es heißt so oder so: Gnade mir Gott. Es ist nur noch eine Frage der Zeit, bis sie alles rausgefunden hat! Vorher muss ich handeln, das ist mir klar. Aber wie?

Seufzend lege ich die Kölner Lokalzeitung mit der dicken roten Schlagzeile neben meinen Liegestuhl und greife nach meinem Weinglas. Direkt vor mir fließt träge der Rhein, nur ein niedriger Zaun und ein schmaler asphaltierter Weg trennen uns vom Ufer. Es ist immer noch angenehm warm. Altweibersommer. Keine Ahnung, wer sich diesen Namen für diese wunderschöne, sanfte Jahreszeit ausgedacht hat – etwas Unpassenderes gibt es nicht! Sanft? Alte Weiber sind die Hölle! Ich spreche aus Erfahrung!

»Peeeeta!«

Sie steht in der Tür des Campers, im nur halb zugeknöpften Kittelkleid, ohne BH. Sie geizt immer noch nicht mit ihren Reizen, nur, dass ich da inzwischen drauf verzichten kann.

Faltig ist sie. Eine Frau ab einem gewissen Alter wird Kuh oder Ziege. Sie hat sich Richtung Ziege entwickelt. Nein, kein schöner Anblick für einen Ästheten wie mich. Der Altersunterschied scheint mit jedem Jahr größer zu werden. Früher, als ich noch der junge Student und sie der reife Vamp war, hat es mich nicht gestört, aber inzwischen fällt mir die körperliche Seite unserer Beziehung immer schwerer.

Ich versuche, meinen Mund zu einem Lächeln zu verziehen und wende den Kopf in ihre Richtung.

»Was denn, mein Tigerkätzchen?«

Babsi kichert.

»Tigerkätzchen« ist wieder aktuell – noch vor zwei Wochen wäre sie mir bei diesem Kosenamen ins Gesicht gesprungen. Aber nun laufe ich ja wieder in der vorgezeichneten Bahn, und unser gesellschaftlicher Aufstieg steht dicht bevor. Denkt sie.

»Peta, biste denn jetzt soweit mit die Würstchen? Die Mutti hat Hunger!«

Ohne eine Antwort abzuwarten, verschwindet sie wieder im Inneren. Da wird sie dann weiter mit ihrer Mutti zusammenhocken, Katzenvideos auf YouTube glotzen und eine nach der anderen qualmen. Irgendwann wird die Keiferei losgehen und dann wird Babsi heulen und Mutti beleidigt schweigen, was ja nicht das Schlechteste ist. Und dann wird Babsi sich bei Mutti entschuldigen, wie immer. Bei mir macht sie das nie, da hat sie immer recht!

Babsi und ihre Mutti, ein tägliches Drama. Oder sagen wir lieber: eine Daily Soap voller Banalitäten!

Dabei dachte ich damals, als ich Babsi kennenlernte, wirklich noch, ich erlebe ein filmreifes Abenteuer. Ich war seelisch völlig am Boden an jenem Abend. Das BAföG-Amt hatte mir gerade mitgeteilt, dass es nicht weiter zahlen würde, nur, weil ich mich mehrfach beim Thema meiner Magisterarbeit umentschieden und angeblich zu viel Zeit gebraucht hatte. Wie um Himmels willen sollte ich mich denn finanzieren? Ich war ja eh schon hochgradig nervös, wenn ich an die Zukunft dachte. Theater- und Filmwissenschaft bietet ja nicht gerade die besten Perspektiven, was ich während des Studiums ganz gut verdrängt hatte. Aber an jenem Abend brach sozusagen alles über mir zusammen, und das ist wohl der Grund, warum ich alleine weit weg von der studentischen Szene in dieser Kneipe landete. Und da war sie dann. Babsi. Umwerfend in ihrem engen Kleid mit dem Leopardendruck, der wallenden roten Mähne und dieser heiseren Stimme, mit der sie mich auf ein Bier einlud. Hedy Lamar, Rita Hayworth, die exotische geheimnisvolle Verführerin. Ich habe mich gleich hineingestürzt in diese Affäre, wollte erstens Verdrängen und zweitens, drittens, viertens: wilden Exzess, Lebenserfahrung, künstlerische Inspiration.

Sie wollte etwas ganz anderes. Wer konnte auch ahnen, dass unter ihrer Sonnenbankbräune und ihrem großflächigen Tigertattoo (im Schritt!) eine biedere Sauberfrau steckte. Eh ich mich versah, waren wir verheiratet und wohnten in ihrer kleinen Eigentumswohnung. Mit Mutti. Ich konnte nichts dagegen tun. Und mit Mutti zusammen hockt sie jetzt im Camper, zwei Spinnen, in deren Netz ich gefangen bin. Ich weiß, dass ich mich losreißen muss, aber so einfach ist das alles nicht. Da gibt es so viele Faktoren zu berücksichtigen.

Vorsichtig klettere ich aus dem Liegestuhl und gehe zum Grill. Es sieht nicht gut aus. Dummerweise hatte ich die Würstchen zu früh aufgelegt. Dann war die blöde Holzkohle wieder ausgegangen und will jetzt einfach nicht durchglühen, dabei habe ich schon den dritten Grillanzünder hineingeworfen. Wahrscheinlich wird alles schmecken wie in Benzin mariniert!

Auf dem Campingplatz herrscht Abendstimmung, Geschirr klappert, Kinder kreischen, der Geruch von gegrilltem Fleisch hängt in der Luft. Anscheinend bin ich der Einzige, der so ein blödes Teil nicht in Gang kriegt! Aber ich gehöre nun mal nicht zu der Sorte Mann, die mit einer Flasche Bier grunzend am Grill steht, mit Argusaugen den Bauchspeck überwacht und archaische Maskulinität demonstriert. Halb nackt, in Boxershorts, so, wie dieser Adonis für Arme auf dem Nachbarstellplatz, dieser Udo, der vor lauter Proteinen aus den Muskeln zu platzen droht. Der hat sich schon reichlich bei uns eingeschleimt, hat den Camper richtig eingeparkt, die Gasflaschen angeschlossen, lässt keine Gelegenheit aus, um zu zeigen, dass er ein echter Mann und ich nur ein schmächtiges Neutrum bin. Und grillen kann er wie ein Steinzeitmensch, in der kurzen Zeit, in der wir hier sind, hat er sicherlich ganz allein ein halbes Schwein gefressen. Auch jetzt brutzeln wieder Rippchen und Würste auf seinem Rost, Udo hantiert souverän mit der Fleischgabel und – nein, das bilde ich mir nicht ein – schaut ab und zu spöttisch zu mir rüber! Nun hebt er die Bierflasche und prostet mir zu! Frechheit.

Aber ich muss handeln – unsere Würstchen sind ungenießbar und Mutti hat Hunger. Es ist wichtig, dass Babsi ihre gute Laune behält, mir kann hier sonst jeden Moment alles um die Ohren fliegen.

Darum grinse ich kläglich und winke Udo zu. Soll er doch den Helden spielen, Männer mit Testosteronüberschuss brauchen das. Prompt grinst er zurück und schlendert rüber, wirft einen gespielt mitleidigen Blick auf den Rost.

»Nichts für ungut, Peter, aber die sind ja schon ganz schön kümmerlich, deine Würstchen«, sagt er, »ich hoffe, das lässt nicht auf dein nächtliches Eheleben schließen.«

Und brüllt los vor Lachen.

Ach, wenn ich könnte, wie ich wollte … Einen kleinen Moment sehe ich Udo vor meinem inneren Auge, wie er sich den Bauch hält, in den ich kurzerhand die Fleischgabel gerammt habe, die ich gerade umklammert halte.

Meine Visualisierungsfähigkeit ist sehr stark, ich habe sogar den Eindruck, dass sie in den letzten Tagen noch zugenommen hat. Das innere Bild ist jedenfalls recht drastisch und würde jedem Splatterfilm Ehre machen. Aber gleichzeitig bin ich nun mal ein sehr sensibler Mensch, und darum spüre ich, wie es mich bei dieser Vorstellung sofort zu würgen beginnt. Schnell tarne ich das Geräusch als Lachen. Es klingt recht kümmerlich, aber nun ist er überzeugt, dass ich sein bester Kumpel bin.

»Ach Udo, es ist halt nicht jedem gegeben«, sage ich bewusst zweideutig und habe ihn nun endgültig auf meiner Seite.

»Hör mal, ich hab da was Besseres für deine Ladys«, raunt er mir zu, »brauchst es ihnen ja nicht zu sagen.«

»Danke, du bist mein Lebensretter.«

Und kurze Zeit später kann ich meine kümmerlichen Schrumpfwürstchen diskret im Müll entsorgen und habe sechs perfekt gebräunte Exemplare auf dem Rost. Babsi gurrt zufrieden, Mutti futtert und verlangt ein drittes Würstchen, sodass ich nur eins bekomme. Aber erstmal bin ich wieder gerettet. Die Angst bleibt. Vor der unvermeidlichen Entdeckung, die ich unbedingt hinauszögern muss.

Denn ja, ich habe Babsi angelogen. Ich hatte gar keine andere Wahl! Ich wollte doch einfach nur mal raus aus unserer miefigen kleinen Wohnung in Frankfurt-Niederrad, wollte weg von den beiden Weibern und ihrem ständigen Gekeife. Seit Babsi vor drei Monaten begriffen hat, dass mich der mühsam erarbeitete Doktortitel nicht automatisch in einen Dukatenesel verwandelt hat und sie auch weiterhin für unsere laufenden Kosten zuständig ist, ist sie zur Xanthippe mutiert. Ständig dieses Genörgel, dass ich jetzt mal endlich Geld ranschaffen soll, sie habe nichts mehr und mich sowieso lange genug finanziert. Dazu ihre wohl platzierten Pfeile auf meine Männlichkeit, ich konnte es nicht mehr hören, schließlich habe ich auch noch meine Würde!

Darum habe ich diese Professur an der Uni Köln erfunden. Ganz kurzfristig zum Wintersemester sei sie mir angetragen worden. Das war dumm, wie ich nun weiß. Ich wollte doch nur mal etwas Ruhe haben. Erzählte Babsi, dass ich zwecks Wohnungssuche mit dem Camper herfahre. Hatte mir das so schön vorgestellt: Kultur, Kino, Kirchen, einfach mal wieder durchatmen. Ich bin ein sensibler Mensch und nicht dazu geschaffen, von morgens bis abends von Ehefrau und Schwiegermutter gemobbt zu werden.

Aber was tut sie? Fällt mir um den Hals vor Freude und beschließt, mit Mutti im Gepäck einfach mitzukommen.

Und da stehe ich nun und warte, dass die Bombe platzt. Wenn sie in Frankfurt geblieben wären, dann hätte ich schon rechtzeitig irgendeine tränenreiche Geschichte erfunden, über einen krebskranken Professor, der nun doch seine Stelle, die mir angeboten worden war, antreten wollte und dem zuliebe ich großmütig auf einen juristischen Kampf verzichtet hätte. Babsi hat keine Ahnung, wie die akademische Welt funktioniert, ich habe sie da immer außen vorgehalten. Sie ist das Gegenteil einer Intellektuellen und glaubt mir in dem Bereich jedes Wort.

Aber sie ist nicht blöd – dreimal war ich jetzt den ganzen Tag unterwegs, angeblich, um mir Wohnungen anzusehen. Während sie mit Mutti und Udo vorm Wohnmobil sitzt, Karten spielt und Kölsch trinkt, besuche ich Museen, gucke Retrospektiven im Programmkino, klettere die Stufen des Kölner Domes hoch; aber all das dient nur der Beschäftigung und Verdrängung und macht mir keine Freude.

Vorgestern bin ich sogar durch die Gänge des Medienwissenschaftlichen Institutes gerannt, um zumindest etwas Lokalkenntnisse vorzuweisen, falls Babsi fragen sollte. Dabei immer diese Angst im Nacken: Sie darf es nicht rausfinden, sie darf es nicht rausfinden!

Nein, sie würde sich nicht scheiden lassen, da ist sie erzkatholisch – aber sie würde mich in irgendeinen furchtbaren Job zwingen und mir jeden Tag die Hölle heißmachen. Und sie verlassen, das geht auch nicht, sie würde mich verfolgen, mir auflauern und mich beschimpfen. Und was sollte ich auch anfangen, so ohne Geld? Ich bin nicht geschaffen für diese materialistische Welt, ich bin ein Romantiker, ein Feingeist. Ich liebe einsame Spaziergänge, Kunst, Kultur, Filmklassiker, guten Rotwein. Mein Fachgebiet ist der Film der 40er Jahre – selbst als schlecht bezahlter wissenschaftlicher Mitarbeiter in Befristung gibt es da keine Stellen. Und als Doktor kräht erst recht kein Hahn nach mir.

Nach dem Essen gehe ich spazieren. Das hat sich hier zu meinem Abendritual entwickelt und erstaunlicherweise hat Babsi keinen Einspruch erhoben. Sie wird dann vor dem Schlafengehen noch joggen gehen, während ich bei Mutti bleibe. Angeblich hat die es am Herzen, aber so richtig glaube ich das nicht, das wäre ja auch zu schön, um wahr zu sein.

Meine Route ist immer die Gleiche: auf den Poller Wiesen den Trampelpfad entlang bis zur Südbrücke, dort an meiner ganz persönlichen Stelle stehen bleiben, übers Wasser blicken, meditieren, auf Antworten warten.

Dann zurück, oben auf dem asphaltierten Weg, denn abends wird es doch zu dunkel für unebenes Gelände.

Diese Spaziergänge sind Balsam für meine gequälte Seele und jeden Abend zieht es mich magnetisch an diesen einen Ort direkt am Ufer. Da ist irgendetwas, das mir hilft, meine Gedanken zu ordnen und meine Seele zu beruhigen.

Das habe ich schon am ersten Abend gespürt: Ich war mit pochenden Kopfschmerzen und Herzrasen, ohne groß auf die Umgebung zu achten, rheinabwärts gerannt, voller Verzweiflung und Bitterkeit über meine missliche Lage. Irgendetwas hatte mich dann bewogen, keuchend stehen zu bleiben. Ich hatte übers Wasser gestarrt und mit den Tränen gekämpft. Ich bin nicht sehr belastbar. In meinem Kopf dröhnte nur diese eine Frage: »Was soll ich tun? Was soll ich denn nur tun?«

Und da hörte ich sie zum ersten Mal, diese Stimme! Ein leises Flüstern. Ja, zunächst hat es mich erschreckt! Schließlich bin ich Akademiker und somit aufgeklärt, ich halte nichts von Stimmen, deren Ursprung ich nicht lokalisieren kann, und glaube mitnichten an eine geistliche Welt. Übrigens ganz im Gegensatz zu Babsi und ihrer Mutti, die dem katholischen Volksbrauchtum anhängen, inklusive Marienverehrung. Gestern, während ich offiziell auf Wohnungssuche, aber in Wirklichkeit im Wallraf-Richartz-Museum war, haben sie eine Wallfahrt zur Schwarzen Madonna in der Kupfergasse unternommen – Udo hat sie hingebracht. Danach waren sie noch zusammen Torte essen und Kaffee trinken im Café »Riese« in der Schildergasse. Nicht auszudenken, wenn sie mich gesehen hätten, ich war ja ganz in der Nähe!

Nun, ich hörte diese Stimme, und ich kann nicht sagen, ob sie tatsächlich akustisch zu vernehmen war oder nicht, aber ich hörte sie! Und während sie sprach, überkam mich eine seltsame, kühle Ruhe. Ich spürte, da war etwas auf meiner Seite! Gut, vielleicht war es ja auch nur mein eigenes Unterbewusstsein, das sich gemeldet hat, die unterdrückte Stimme meines »inneren Mannes«, der endlich nicht mehr stillhalten und sich gängeln lassen wollte.

Auf jeden Fall hatte diese Stimme etwas zu sagen, und was sie zu sagen hatte, war völlig einleuchtend: »Die Weiber müssen weg! Du musst die Spinnen dauerhaft aus dem Netz entfernen, ohne das Netz selbst zu zerreißen. Das finanzielle Netz. Babsis Lebensversicherung. Und ihre Eigentumswohnung. Nur so wirst du in Würde und Selbstbestimmung weiterleben können.«

Seitdem denke ich ununterbrochen darüber nach. Wie soll ich es hinbekommen? Bald muss es sein, aber mir graut davor. Zwischendurch tut mir Babsi auch ein wenig leid. Mutti dagegen nicht im Geringsten, die konnte mich noch nie ausstehen, hat mich von Anfang an als Schmarotzer beschimpft, dabei hat sie sich selbst immer von ihrer Tochter durchfüttern lassen. Und macht ihr ja auch das Leben täglich sauer. Aber Babsi – immerhin verdanke ich ihr einiges, ich konnte den Magister machen und danach in aller Ruhe promovieren, alles ohne Geldsorgen. Dafür brauchte ich nur nachts ihr »kleiner Professor« und sie mein »Tigerkätzchen« zu sein. Und auch wenn diese Körperarbeit nun zunehmend anstrengender und unästhetischer für mich geworden ist – wir hatten durchaus gute Zeiten.

Aber leider ist bei ihr das Maß nun mal gestrichen voll – monatelang hat sie mich beschimpft, dass ich gefälligst Geld ranschaffen soll. Als ob ich etwas dafür kann, dass ihr Sonnenstudio pleite gegangen ist und sie nun kellnern muss, um uns durchzubringen. Irgendwann hat eben auch der letzte goldkettchenbehängte Macho begriffen, dass zu viel Sonnenbank ungesund ist. Nicht meine Schuld! Sie wollte mich sogar zwingen, einen Hilfsjob anzunehmen – man stelle sich das vor: ein promovierter Akademiker im Callcenter. Ich habe sie hinhalten können, dass Uni-Bewerbungen nun mal länger dauern, und ihr in rosigsten Farben ihren gesellschaftlichen Aufstieg als Professorengattin geschildert (den Unterschied zwischen Professor und Doktor hat sie ja glücklicherweise nie begriffen). Habe mich im letzten halben Jahr auf alles beworben, was nur im Entferntesten mit Film zu tun hatte – aber ein Crossover mit modernen Medien habe ich nun mal nicht zu bieten. Keiner will mich. So habe ich schließlich die Kölnsache erfunden. Da war Ruhe bei den Weibern. Aber es ist nur eine Ruhe vor dem unvermeidlichen Sturm … Und darum weiß ich abends, wenn ich an der Südbrücke stehe, wieder ganz genau, dass ich keine andere Wahl habe. Die Weiber müssen weg!

Der Himmel hat sich verdunkelt und ein kühler Wind ist aufgekommen. Ich setze einen Fuß vor den anderen, blicke zu Boden, denn ich will nicht in ein Kaninchenloch treten.

Wie-soll-ich-es-tun-wie-soll-ich-es-tun, der Rhythmus meiner Schritte und meiner Gedanken geht synchron.

Wie töte ich Frau und Schwiegermutter? Dass Mutti auch dran glauben muss, ist klar, die würde Verdacht schöpfen und die Polizei auf mich hetzen. Aber wie kriege ich das unauffällig hin? In Filmen geht das so einfach! Da engagiert man einen Profikiller und ist selbst zur Tatzeit ganz woanders. In Amerika sind das traditionell eher Italiener (zumindest ist das in den Klassikern so, mit de Niro oder Pacino), hier in Deutschland tippe ich dagegen auf irgend so einen Iwan oder Wladimir von der Russenmafia. Mit Tattoo und Glatze.

Schalldämpferpistole, plopp (Babsi) und plopp (Mutti), und weg ist er wieder. Im Darknet wimmelt es angeblich von solchen Angeboten, aber wie kommt man da rein? Kann ich das Darknet googeln? Und was für Spuren würde ich dann hinterlassen? Ich bin nicht sehr affin mit dem Internet, überhaupt stehe ich den neuen Medien skeptisch gegenüber – was meine Berufschancen ja auch nicht gerade verbessert. Die Möglichkeit wie beim »Fremden im Zug«, einfach jemanden anzuquatschen, der extrem unglücklich aussieht, und die Morde zu tauschen (meine Frauen, dein Chef), nein, nein …! Konzentrier dich, Peter!

Ich-werde-es-tun-ich-werde-es-tun, die Worte haben sich geändert, der Rhythmus meiner Schritte ist geblieben. Komisch eigentlich, dass ich nicht schon früher auf diese Idee gekommen bin – erst an jenem ersten Abend auf den Wiesen. Gut, bis vor drei Monaten war mein Dasein ja auch durchaus erträglich. Ich saß in Bibliotheken, guckte meine Lieblingsfilme, recherchierte in

Archiven, und wenn Babsi jammerte, das Geld reiche nicht und ich solle doch auch mal mit anpacken, konnte ich immer gut argumentieren, dass meine Doktorarbeit vorgehe und wir uns danach nie wieder Sorgen machen müssten. Nur leider, irgendwann bin ich fertig geworden, ich habe es hinausgezögert, solange ich konnte. Seitdem nur noch Stress. Und Angriffe persönlichster Art.

Die Sonne ist nun schon fast hinter den Kranhäusern verschwunden – moderne, völlig überschätzte architektonische Wunderwerke auf der anderen Rheinseite, die zwischen den alten renovierten Gebäuden im Rheinauhafen wie die hochbeinigen Kampfroboter aus »Das Imperium schlägt zurück« wirken.

Ich kann ihnen nicht so wirklich etwas abgewinnen, die Speicherhäuser aus dem frühen 20. Jahrhundert (von den Kölnern Siebengebirge genannt) finde ich viel ansprechender. Retro, retro, ich bin retro und ich stehe dazu!

Wie-soll-ich-es-tun-ich-werde-es-tun-wann-soll-ich-es-tun-wie-soll-ich-es-tun.

Meine Schritte haben sich unwillkürlich beschleunigt. Zwei Hundebesitzer kommen mir entgegen, angeregt diskutierend, während ihre Tölen frei herumstreifen. Ein kleiner gelber Straßenköter (eindeutig kein Rassehund), der immer mit der Nase am Boden durch die Gräser jagt, und ein riesiger schwarzer Was-weiß-ich, der sich jetzt vor mir aufbaut. Ich bleibe abrupt stehen, stocksteif, während das Ungetüm an meinen Beinen schnuppert, und erwarte den Abpfiff samt obligatorischen »Der tut nichts«. Kommt aber nicht. Sie latschen einfach an mir vorbei, und erst auf mein kühles »Guten Abend«, das einen gewissen Vorwurf implizieren sollte, bekomme ich ein freundlich-irritiertes »N'abend« zurück, und dann sind sie auch schon vorbei. Das Monster verharrt noch einen Moment, schmiert dann noch eben seinen Sabber an meiner Hose ab und setzt ihnen nach.

Schnell gehe ich weiter. Ich hasse Hunde.

Hunde. Man könnte natürlich auch Dobermänner dressieren, wie in dem Colombo-Film. Babsi sagt »Rosebud«, und schon fallen sie über sie her – einen Moment genieße ich das Kopfkino, aber nur kurz, so genau möchte ich gar nicht wissen, wie das aussieht, wenn einem ein Hund die Gurgel durchbeißt. Und warum sollte Babsi überhaupt »Rosebud« sagen? Ich habe sie nie dazu bewegen können, mit mir »Citizen Kane« zu gucken. Ganz abgesehen davon, dass ich ja Angst vor Hunden habe. War auch nur so ein Gedanke.

Unvermittelt bin ich wieder stehen geblieben. Das Bild von Babsi mit den gefletschten Hundezähnen direkt über ihrem Gesicht hat mich nun doch erschüttert. Ich bin kein schlechter Mensch, nein! Eigentlich bin ich sogar ein sehr guter Mensch. Wenn man mich denn nur ließe.

Einen kleinen Moment sehe ich mich selbst als erfolgreichen Professor der Filmgeschichte. In Frankfurt. Meine Seminare haben Wartelisten, ich bin eloquent, witzig, bei den Kultivierten und Reichen der Stadt gern gesehener Gast. Oder ich fungiere als Kurator des Filmmuseums, meine Retrospektiven werden bundesweit in der seriösen Presse gefeiert. Ich spende großzügig bei Wohltätigkeitsveranstaltungen, und man trifft mich regelmäßig nebst Gattin in der Oper. Nebst Gattin. Nein, bei aller Fantasie, das passt nicht. Babsi passt nicht. Und Mutti! Ogottogott! Nein, ich würde sterben vor Scham.

»Wie soll ich es anstellen? Was soll ich tun?«

Ich habe laut in die Dämmerung über den Rhein gesprochen. Ich stehe wieder an meiner Stelle an der Südbrücke und brauche dringend einen Rat, ganz gleich, woher die Stimme kommt. Die Zeit läuft mir davon!

Inzwischen nieselt es und die Poller Wiesen sind fast menschenleer. »Was soll ich tun?«, frage ich noch einmal und lausche angestrengt. Nichts. Was soll das? Ich glaube zwar nicht an Stimmen, aber sie könnte sich doch jetzt bitte mal melden! Immer noch nichts. Doch dann höre ich tatsächlich etwas: ein lautes Gelächter. Ich drehe mich um.

Im Schutz direkt unter der Brücke sitzt eine Gruppe Männer, eindeutig Ausländer, sie haben ein Lagerfeuer angemacht und unterhalten sich lärmend in ihrer kehligen Sprache. Ganz schön gruselig, ich sollte zusehen, dass ich hier wegkomme. Wer weiß, was die planen, bestimmt nichts Gutes. Ich meine: Ich bin in Köln! Ich sage nur: Silvesternacht!

Und dann durchfährt es mich wie ein Ruck, und ich habe meine Antwort! Natürlich! Babsi joggt jeden Abend vor dem Schlafengehen genau hier an der Südbrücke vorbei. Angst kennt sie nicht, auch in Frankfurt läuft sie nachts durch die Gegend.

Was liegt da näher, als dass sie von diesen Arabern überfallen wird? Keine Ahnung, ob es wirklich welche sind, die sehen ja alle gleich aus. Aber sicherlich werden sich Zeugen an diese Zusammenrottung von Ausländern erinnern. Und da diese Orientalen ja immer Messer bei sich tragen – das weiß man doch –, könnte ich Babsi morgen Nacht mit unserem Fleischmesser bei ihrer Joggingrunde auflauern. Wir haben es kurz vor Reiseantritt frisch schleifen lassen, das dürfte also kein Problem sein. Der Mutti tue ich einfach eine Schlaftablette in den abendlichen Kräutertee, dann kann ich mich wegschleichen. Ich muss natürlich gut überlegen, wo ich die denn herkriege, ich darf ja keine Spuren hinterlassen. In einer Apotheke in der Innenstadt, irgendetwas rezeptfreies, ich kann ja die fünffache Dosis geben. Und wenn sie dann am nächsten Tag aufwacht und ihre Tochter ist gemeuchelt von kriminellen Muslimen – da kriegt sie bestimmt einen Herzinfarkt!

Ja, so mache ich es! Mir wird leicht und froh zumute! Freiheit-ist-nah-Freiheit-ist-nah-Freiheit-ist-nah. Meine Schritte haben den Rhythmus aufgenommen, und ich hüpfe wie ein Schuljunge nach Hause zum Campingplatz. Alles wird gut!

Wird es nicht. So bei Tageslicht besehen hat mein Plan einen ziemlichen Pferdefuß, und dieser Pferdefuß heißt Mutti. Woher soll ich wissen, dass das hinhaut mit dem Herzinfarkt? In Filmen braucht man ja nur laut »Buh« zu rufen und die alte Erbtante fasst sich an die Brust und bricht zusammen.

Aber Mutti ist zäh, ich bin sicher, das mit dem Herzen erzählt sie nur, damit Babsi weiter springt, wenn sie nur hüstelt. Eine fette alte Kröte ist sie, wie Jabba aus »Das Imperium schlägt zurück«.

Es hilft nichts, ich muss beide gleichzeitig erwischen. Und damit geht das Gedankenkarussell wieder von vorne los. Wie? Wie denn bloß? Die Zeit rennt mir davon!

Das Wetter heute ist trübe und kalt, der Altweibersommer hat sich verabschiedet. Babsi ist mit Udo einkaufen gefahren – das hat er direkt am ersten Tag angeboten, er hat ja seinen Wohnwagen fest hier stehen und ist mit dem Auto mobil, während wir ja immer gleich den ganzen Camper bewegen müssten. Mir ist es recht. Ich möchte so wenig Zeit wie möglich mit ihr verbringen, ich hatte eben das unangenehme Gefühl, dass sie etwas ahnt.

»Peta, so wird das nichts mit die Wohnung, die Vermieter wollen dich einfach nicht.«

Ich kam gerade aus dem Waschhaus und war bereit, mich zu verdrücken, Richtung Straßenbahn, wie jeden Tag. Am liebsten hätte ich so getan, als hätte ich sie nicht gehört. Aber da stand sie, mit Udo, und warf mir einen Blick zu, der mich ganz nervös machte. Irgendwie wissend.

»Ähm« sagte ich, und dann schnell: »Ich guck mir jetzt eine Dreizimmerwohnung in Lindental an, Uni-Nähe.«

»Drei Zimmer, ist das nicht etwas wenig für einen Professor?« Udo grinste unverschämt.

»Ja, wir sollten uns 'nen Makler nehmen«. Babsi klang noch heiserer als sonst und hatte immer noch diesen seltsamen Ausdruck in den Augen. »Wundere mich sowieso, dass du das nicht getan hast, Geld dürfte doch kein Problem mehr sein.«

Und dann verdonnerte sie mich, bei Mutti zu bleiben, die im Camper eingeschlafen ist. Ich hatte viel zu viel Angst, um zu widersprechen, und darum sitze ich jetzt hier draußen und friere, aber ich möchte nicht reingehen, sonst wird sie wach und ich muss mich wieder herumschicken und anschnauzen lassen. Außerdem ist alles verrammelt wegen der Kälte, da ist die Luft bestimmt wieder zum Schneiden von der ganzen Raucherei. Jeden Morgen, wenn ich wachwerde, habe ich Kopfschmerzen und will nichts wie raus.

Rauchen – das ist es! Warum bin ich da nicht schon früher drauf gekommen!

»Mit brennender Zigarette eingeschlafen, Wohnmobil völlig ausgebrannt, Mutter und Tochter sterben in der Flammenhölle«.

Ich sehe schon die Schlagzeilen in dieser Kölner Boulevardzeitung, in roten fetten Balken.

Ja, das ist es! Ich muss die beiden nur betäuben, mit einer brennenden Zigarette das Bettzeug anzünden und die Kippe liegen lassen. Da bekommt der Satz »Rauchen kann tödlich sein« eine ganz neue Bedeutung! Ja! Jaaa!

»Petaaa!«

Eine schrille, misstönende Stimme kommt aus dem Camper. Mist, Mutti ist wach!

»Petaaa!« Jetzt bollert sie tatsächlich gegen die Wand.

»Ich weiß, dass du da bist! Die Babsi hat 'nen Zettel dagelassen.«

Noch mal Mist! Ich gehe zum Camper, bleibe aber vor der geschlossenen Tür stehen.

»Ja, was ist denn, Mutti?«

Dieses »Mutti« bleibt mir, wie üblich, ziemlich im Hals stecken. Ich hasse es und bin sicher, dass Mutti nur deswegen darauf besteht.

»Bring mir mal 'n Feuerzeug, meins ist weg, hat die Babsi bestimmt mitgenommen.«

Hol's dir doch selbst, will ich sagen, aber ich traue mich nicht.

»Guck doch noch mal«, sage ich stattdessen, »warum sollte die Babsi das einstecken, sie hat doch selber eins, und der Udo raucht auch.«

»Es is aber nich da«, faucht es aus dem Camper. »Würd mich nich wundern, wenn sie's absichtlich versteckt hat, um mich zu ärgern. Die sind ja auch einfach ohne mich gefahren. Aber das is meine Tochter: denkt immer nur an sich!«

Ich sage nichts. Und sehe das Feuerzeug direkt vor mir auf dem Campingtisch liegen.

»Peeta!« Wieder bollert sie gegen die Wand. Na gut, dann bring ich ihr das Ding eben. Sie wird dann erst mal im Bett liegen bleiben und qualmen und in ihren Illustrierten blättern. Und ich hab noch ein bisschen Ruhe.

Ich öffne seufzend die Tür und klettere ins Wageninnere. Da liegt sie, hinten auf dem Bett, die fette Spinne. Wie erwartet ist die Luft dick wie Watte: ein atemberaubendes Gemisch aus kaltem Rauch und Schwaden des frisch gekauften 4711. Das ist wie Reizgas für meine Lunge und ich muss husten.

»Los, mach sie mir an!« Sie hat die Zigarette schon im Mundwinkel hängen. Blöde Kuh. Ich beuge mich vor und drehe am Rädchen des Feuerzeugs. Nichts passiert. Vielleicht nass geworden?

»Biste selbst dazu zu blöd, feiner Professor?«

Ich schlucke meine Wut hinunter, wieder einmal. Und stelle mir vor, wie sie brennt, lichterloh, Feuerteufel, Steven Spielberg. Paulinchen war allein zu Haus. Hah!

Noch einmal drehe ich am Rädchen, mit meiner ganzen Kraft. Es riecht wirklich komisch, da ist noch etwas anderes in der Luft.

Da, endlich. Ein Funke.

KAWUMM!

*

Ja, etwas Böses lauert in den Poller Wiesen. Das Böse, das niemals bereut wurde, und darum immer weiterlebt. Das Böse, das immer noch die ungerechte Welt beklagt und das eigene Tun rechtfertigt, ständig auf der Suche nach einem verbitterten Herzen, das es auf seine dunkle Seite ziehen kann. Und sei es das Herz einer Joggerin …

Der Fall Schäffer:

Am 7. September 1803 fand man auf den heutigen Poller Wiesen zwei unbekannte ermordete Frauen. Ganz Köln war erschüttert, als kurz darauf der katholische Pfarrer Peter Joseph Schäffer, amtierend in der Sankt Maria Kirche in der Kupfergasse, des Doppelmordes überführt wurde. Bei den Opfern handelte es sich um die Schwestern Barbara und Katharina Ritter aus dem Elsass, die jahrelang mit Schäffer zusammengelebt hatten, als er dort als schlecht bezahlter Pfarrer tätig war. Sie hatten ihn finanziert, ihm den Haushalt geführt, die 20 Jahre ältere Barbara teilte sogar in einer heimlichen Ehe das Bett mit ihm. Als er seine Stelle in Köln antrat, wollte er dieses Kapitel hinter sich lassen. Aber die beiden Schwestern – inzwischen völlig verarmt – reisten ihm nach und pochten auf ihr Recht, nun von ihm versorgt zu werden. Aus Angst vor einem Skandal hatte er sie zunächst versteckt und dann nachts auf die Poller Wiesen gelockt, wo er sie niederschlug und ihnen die Kehlen durchschnitt.

Pfarrer Schäffer hat die Tat selbst nie bereut. Er versuchte stattdessen ununterbrochen, das Gericht und die Öffentlichkeit davon zu überzeugen, dass er nur das arme, bedrängte Opfer dieser beiden geldgierigen Weiber gewesen sei und doch keine andere Wahl gehabt habe. Bis zum Tage seiner Hinrichtung war er davon überzeugt, dass man ihn verstehen und begnadigen würde. Im Angesicht der Guillotine brach er schließlich zusammen und hielt eine ergreifende Rede, in der er sich bei aller Welt, der Geistlichkeit und der Justiz für seine schmähliche Tat entschuldigte – nur nicht bei den beiden von ihm zunächst ausgebeuteten und dann bestialisch ermordeten Frauen. Sollte es uns da wundern, dass sein böser Geist keine Ruhe findet?

7 MEIN EIGEN FLEISCH UND BLUT

VON CHRISTINA BACHER

Im Kölner Norden errichtete der Freiherr Eduard von Oppenheim im Jahre 1884 ein Gutshaus mit Pferdestallungen. Da sich der Boden nicht für die Pferdezucht eignete, wurde das Anwesen an einen Bauern verpachtet und an die Stadt Köln verkauft. Um das Haus ranken sich viele Grusel- und Spukgeschichten. Unter anderem auch, weil während des Zweiten Weltkriegs der im Haus lebende polnische Zwangsarbeiter Edward Margol denunziert und schließlich von der Gestapo in der nahen Ziegelei erhängt wurde. Ein Mord, der bis heute ungesühnt blieb. Dass sich im Jahre 1962 der einst hohe Nazirichter Gerhard van Kempen im zweiten Stock des Haues erhängte, schürte weiter die Gerüchte um das Spukhaus an. Nach Jahrzehnten der Verwahrlosung soll das unter Denkmalschutz stehende Haus nun saniert und zu einem Nobelhotel umfunktioniert werden …

*

5. JANUAR 2019

Warum sie nun ausgerechnet mich nach Köln schicken, um die Reportage über dieses Gruselhaus zu schreiben, ist mir wirklich schleierhaft: Vor Jahren schon aus Überzeugung aus der Kirche ausgetreten, bin ich nicht nur die mit Abstand ungläubigste Person in der ganzen Redaktion, sondern lehne auch deutlich jede Art von Irr- und Aberglauben ab. Das geht sogar so weit, dass ich mich häufiger auf extrem spöttische Art und Weise über Leute lustig mache, die an so einen abgefahrenen Kram glauben. Geister, Gespenster, Wiedergeburten aus dem Jenseits – all das soll es im sogenannten Haus Fühlingen im Kölner Norden geben. Ich kann über so etwas nur milde lächeln. Stellt man ein paar Recherchen über das im Jahre 1884 erbaute Haus an, kann man sich neben unzähligen verwackelten Youtube-Videos von Leuten, die dort in mysteriösen Nebelschwaden angeblich den Beweis für Geister und Untote erkennen wollen, auch zahlreiche Augenzeugenberichte durchlesen, die von einem Unwohlsein erzählen, sobald sie sich dem von Sträuchern zugewachsenen Gelände an der Neusser Landstraße nähern. Huhu! Grusel! Spuky! Ich meine, mir ist das ja egal. Sollen Geisterjäger und Spuktouristen doch ihre nächtlichen Ausflüge machen, wenn sie nicht woanders ihr Adrenalin herbekommen. Und wenn man den Berichten glauben soll, sind die dort in den letzten Jahren tatsächlich wohl massenhaft eingedrungen, als das alte Gutshaus noch dem Verfall preisgegeben und der Zugang kaum gesichert gewesen ist. Vor allem nachts. Darüber hätte ich gerne mal geschrieben: Wie sich all diese Fotografen, Hobbyfilmer und Freaks in dem heruntergekommenen Haus im Dunkeln gegenseitig auf die Füße treten und sich für echte Geister halten. Das wär eine feine Gruselsatire geworden. Aber was soll ich heute dort? Weil es unter Denkmalschutz steht, hat man das alte Ding ja nie abgerissen. Dafür hat man es nun saniert und zu einem Nobelhotel umgebaut. Und das ist auch das Einzige, was mich an diesem hirnrissigen Auftrag, der auch noch prompt auf meinen 32. Geburtstag fällt, versöhnt: Dass ich als sonst total unterbezahlte Pauschalistin ein Wochenende in einem First Class Hotel verbringen darf. Zwei Nächte Vollpension exklusiv nur für die Presse, bevor das Seehotel nächste Woche dann offiziell eröffnet wird. Na, da wird es doch hoffentlich Häppchen und Sektchen vom Feinsten geben, um uns Schreiberlinge positiv zu stimmen. Und da muss ich sagen, darauf freue ich mich schon sehr. Seele baumeln lassen, Bäuchlein voll schlagen und auf dem Zimmer alle TV-Programme durchzappen. Und die Reportage bekomme ich dann auch irgendwie geschrieben. Also auf nach Köln, in die Stadt, in der meine Großmutter mütterlicherseits sogar mal gelebt haben soll! Spurensuche op kölsch.

*

5. JANUAR 1943

Celina hatte sich heute besonders fein herausgeputzt. Heute war doch Edwards Namenstag. Und wenn sie schon kein Geschenk für ihn hatte, dann wollte sie ihm wenigstens eine Augenfreude sein. Ihr langes, schwarzes

Haar hatte sie in der Früh so lange gekämmt, bis es sich seidenweich anfühlte und sogar ein wenig in der Wintersonne glänzte. Behutsam hatte sie es dann mit der perlenbestickten Spange hochgesteckt, die ihr Anna überlassen hatte. Natürlich wusste Celina, dass ihr als Zwangsarbeiterin ohne Besitz so etwas Schönes eigentlich gar nicht zustand. Und sie musste sich vor der alten Bäuerin hüten, die die Pritschen der Fremden mindestens ein Mal die Woche akribisch auf gestohlenes Obst und persönliche Gegenstände untersuchte. Fand sich etwas, das da nicht hingehörte, drohte sie mit einer Anzeige. Und Anzeige bei der Gestapo hieß Kerker und Tod. »Ein Anruf beim Obersturmführer und das war's, ihr Pack!«, hallte ihre Stimme durch das steinerne Gemäuer. Ganz besonders streng ging sie dabei mit den drei Polen ins Gericht, die dem Bauern Kühn seit einigen Wochen zur Hand gingen. Celina kannte inzwischen schon unzählige deutsche Schimpfwörter auswendig und träumte nachts manchmal davon, beschimpft und gedemütigt zu werden. Auch die letzte war wieder eine durchwachte Nacht gewesen.

Gestern, sie hatte sich gerade notdürftig gewaschen und ihr Schlafgewand angezogen, hatte Maria nochmals leise an die Tür der Abstellkammer geklopft, in der sie sich mit den anderen Frauen ein Nachtlager teilte. Seit Celina sich mit der sechsjährigen Tochter des Bauern angefreundet hatte, erfreute sie sich immer wieder einiger kleinen Extras, die ihren harten Alltag auf dem Feld und im Haus der Kühns etwas angenehmer machten. »Ich bin's!«, hatte das Mädchen geraunt und seine Nase durch die Tür gesteckt – unter den dünnen Ärmchen ihr Tagebuch, den Stift fest in der Hand. »Bringst du mir noch ein paar polnische Vokabeln bei?« Der Lohn des heimlichen Sprachunterrichts war schließlich die wundervoll bestickte Haarspange gewesen. Ein Dank, der von Herzen kam. Aber Celina das Leben kosten konnte, wenn das herauskam.

*

14. JANUAR 2019

Der Presseempfang ist erst auf heute Abend angesetzt. So bleibt mir noch Zeit, die Umgebung zu erkunden. Der Kölner Norden ist überraschend waldig und selbst jetzt im Winter noch grün. Habe grade mal eine Runde um den künstlich angelegten Fühlinger See gedreht, der sich bis zum Seehotel zieht und wo sich früher die Stallungen von Eduard von Oppenheim befunden haben müssen. In der kurzen Zusammenfassung des Hotelprospekts hat man die Geschichte des Hauses knapp aufbereitet: Nachdem der Freiherr dieses Stück Land bei Worringen hat erschließen und das berühmt-berüchtigte Haus darauf hat bauen lassen, bemerkte man ganz schnell, dass der Boden für die Pferdezucht nicht geeignet war. So verpachtete er das Land an einen Bauern. Die Familie Kühn soll – gemeinsam mit zehn anderen Familien – bis in die 50er-Jahre auf dem riesigen Anwesen gelebt haben. Damals muss es ein Haupthaus und zwei Nebengebäude gegeben haben, dazu noch unzählige Stallungen. Herrschaftlich sah es damals aus, wie die Abbildung einer historischen Postkarte mit einer Zeichnung des Hauses beweist. Allerdings muss ich sagen, dass ich ein wenig enttäuscht bin: Das Gruseligste hier ist die uralte, rothaarige Empfangsdame an der Rezeption, der gleich mehrere Finger der rechten Hand fehlen und die ein ziemlich aufdringliches Parfum benutzt. Als ich vorhin mit meinem Gepäck eingecheckt habe, konnte ich ansonsten nichts von dem alten Charme des Hauses erkennen. Hätte ich nicht ein paar historische Aufnahmen von dem Gebäude gesehen, hätte ich es kaum wiedererkannt. Mein Zimmer liegt im zweiten Stock des Hauses. Von hier aus hat man nur Sicht auf Bäume, einen dunklen Kiefernwald. Apropos Wald: Ich muss vorhin auf meinem Spaziergang irgendwo mein Smartphone verloren haben, weshalb ich meine Notizen jetzt auf losen Blättern machen muss. Normalerweise spreche ich alles direkt ins Diktiergerät. Doof. Jetzt muss ich den ganzen Weg erneut zurückgehen. Eine Stunde habe ich noch, bevor es dunkel wird. Das ist gut zu schaffen.

*

14. JANUAR 1943

Wo sich Edward wohl gerade aufhielt? Sicher versorgte er schon die Pferde drüben in den etwas abgelegenen Stallungen. Ideal, um ihn unter vier Augen zu sprechen und ihn wenigstens kurz auf die weichen Lippen zu küssen und sich in seine starken Arme zu schmiegen. Celina errötete. Wie sehr sie diesen Mann liebte! Und welches Glück im Unglück, dass man sie gemeinsam nach Köln verschleppt und bei den Kühns in Dienst gestellt hatte. Unvorstellbar, wenn man sie getrennt hätte. Eins stand fest: Wenn dieser furchtbare Krieg vorbei sein würde, würde sie diesen schönen Mann heiraten – komme, was wolle. Die Vorstellung an ihre Hochzeit ließ sie vieles ertragen. Auch, dass sie seit Tagen einen seltsamen Hautausschlag auf ihren Armen und am Bauch bemerkt hatte, der einen schlimmen Juckreiz erzeugte und sie schnell ermüden ließ. Das Schlauste, was sie tun konnte, war, die betroffenen Stellen zu verhüllen. Sie durfte kein Aufsehen erregen. Eilig verließ die junge Frau das Haus durch einen Nebeneingang.

»Wohin gehst du?« Annas Stimme! Das Zimmer des Mädchens lag im zweiten Stock des Hauses, von dessen Fenster beobachtete sie alles, was sich vor dem Haus abspielte. Dem schlauen, aufgeweckten Kind schien dabei nichts zu entgehen. Celina schaute nach oben und rang sich ein Lächeln ab. Sie winkte. Und Anna wedelte freudig mit ihrem Buch, um Celina zu zeigen, dass sie schon fleißig am Lernen war. Die Polin nickte aufmunternd und setzte ihren Weg fort. Die Kleine war zwar neugierig, aber zu den Pferden hinter dem Haus würde sie ihr sicher nicht folgen. Dennoch: Es war in diesen Tagen immer Vorsicht geboten. Immer und überall. Celina beschleunigte ihre Schritte.

*

14. JANUAR 2019

Mein Smartphone mit all meinen Telefonnummern, Fotos und Sprachnotizen ist spurlos verschwunden und wird in der Feuchtigkeit wohl nicht überleben. Gerade hat so eine Art Schneeregen eingesetzt, und der dunkle Waldboden wird sich ruckzuck aufweichen. Für die Nacht ist sogar Schnee gemeldet. Ich könnte mich ärgern, dass ich das Ding überhaupt nach draußen mitgenommen habe. Manchmal wäre es einfach besser, mal die Seele baumeln zu lassen, als immer im Arbeitsmodus zu sein. Dafür mache ich mitten im Wald – laut Karte hat sich dort mal eine alte Ziegelei befunden, die es aber offenbar nicht mehr gibt – eine Bekanntschaft. Auf einer kleinen Mauer sitzt ein junger Mann, offenbar ein Wanderer oder so ein Lebenskünstler, aber einer von der sympathischen Sorte. Jedenfalls trägt er ziemlich abgewetzte Kleidung und ist vom Regen schon ganz durchnässt. Kurz frage ich mich, warum der Mann nicht Schutz vor dem Regen sucht. Da spricht er mich auch schon an. Ob ich etwas suchen würde. In solchen Situationen muss ich immer Zwangswitze machen, ich kann nicht anders. Ich also: »Ja, die große Liebe!« Netterweise lacht er darüber sehr, und wir kommen ins Gespräch. Leider sei ihm mein Smartphone auf dem Weg auch nirgends aufgefallen, obwohl er auch aus der Richtung gekommen sein muss. Als ich ihm sage, dass ich zurzeit als Journalistin im Seehotel zu Gast bin, schüttelt er erstaunt mit dem Kopf. Im Haus Fühlingen habe er früher sogar mal gewohnt. Was ich merkwürdig finde, weil er ja bestimmt erst Anfang 20 ist und das Haus über Jahre gar nicht begehbar war. Vielleicht gehört er ja zu den Geisterjägern, die sich oft nachts eingenistet haben. Oder er war obdachlos und hatte seine Platte dort errichtet. Ich kann nicht mehr nachfragen, weil er es plötzlich sehr eilig hat. Und ich muss sagen, dass er mir nicht aus dem Kopf geht. Ich habe nicht mal nach seinem Namen gefragt, aber wenn er wollte, wüsste er ja, wo er mich findet. Davon abgesehen, dass er sehr gut aussah, hatte er einen ganz süßen polnischen Akzent und kam mir ungewöhnlich vertraut vor. So, als würden wir uns schon ewig kennen. Von Stärke und gleichzeitig Traurigkeit. Auf so Typen fahre ich ja total ab. Theoretisch hätte ich noch Platz in meinem riesigen Doppelzimmer, falls er es sich anders überlegen sollte. Oh, gleich halb acht. Ich muss mich sputen. Der Willkommensdrink wartet, kredenzt vom Hoteldirektor persönlich. Nix wie runter.

Seltsam, die Tür klemmt. Das gibt es doch gar nicht. Wie kann sich denn eine nagelneue Tür so dermaßen fest im Rahmen verkeilen? Mist.

*

14. JANUAR 1943

Es war nicht das erste Mal, dass sie sich im Stroh niederließen und sich leidenschaftlich liebten. Aber es war das erste Mal, dass dies am Tage geschah. Nicht auszumalen, was passieren würde, wenn die Bauersleute die beiden Zwangsarbeiter dabei erwischten, wie sie sich in den Stallungen verlustierten. Für Celina war es mehr als die Befriedigung ihrer Lust. Ihre Sehnsucht nach Edward war manchmal so stark, dass es fast körperlich schmerzte. So war sie es heute gewesen, die den Liebsten mit Worten und Berührungen um den Verstand gebracht und in die hinteren Stallungen gezogen hatte. Dorthin, wo sich nie jemand aufhielt, auch kein Pferd. Überhaupt lohnte sich die Pferdezucht in diesen Kriegstagen kaum noch, weshalb immer weniger Tiere zu versorgen waren. Man schien sie, die Gefangenen aus Ungarn, Belgien und Polen, nur ins Haus bestellt zu haben, weil man die Drecksarbeit nicht selbst machen wollte. Dielen wienern, Feldarbeit, Wasser holen oder Müll wegbringen. Harte körperliche Arbeit, die sie – Celina – schon oft an die Grenzen ihrer Kraft gebracht hatte.

Dabei war Edward ihr einziger Trost. Sie flüsterte ihm gerade Befehle ins Ohr, die sie nie für möglich gehalten hatte auszusprechen. Lüsterne, böse, unartige, schöne und reizvolle Aufforderungen, was er mit ihr tun durfte. Und erfreute sich über seine Erregung und das Leuchten, das von seinen blauen Augen ausging. So musste es sein, wenn zwei Menschen zusammengehörten. Sie mussten sich vereinigen, sie mussten sich vertrauen und lieben dürfen und sie durften fruchtbar sein und sich vermehren. Und wenn heute aus Liebe ein Kind entstanden war, dann war es nur rechtens und gut. Dieser Krieg würde, so hatte sie gerade noch in der Küche von der Köchin gehört, nicht mehr lange dauern. In Stalingrad, so hörte man, tobte in diesen Tagen eine große Schlacht, die Hitler endlich das Aus bescheren würde. Und dann würden sie eine richtige Familie sein können.

Erst, als die Erregung nachgelassen hatte, löste sie sich aus den Armen des geliebten Mannes, zog sich an und richtete ihr Haar. Da bemerkte Celina einen dunklen Schatten an der Tür, der sich ruckartig wegbewegte, als sie sich näherte. »Da ist jemand«, unerschrocken rannte sie ins Freie, um sich umzusehen. Der kalte Wind hatte erstaunlich angezogen und wehte Schneewehen über den riesigen Hof vor dem Anwesen. Die schweren Eisentore knarzten, jemand hatte vergessen, sie gut zu schließen. Celina sah noch das rote Kleidchen, das im Laufen um die Beine des Mädchens wehte, und die langen roten Zöpfe, die wie Zügel beim Ausreiten wippten. Anna war ihr also doch gefolgt, und vielleicht hatte sie alles mitangesehen. Unvorstellbar, wenn sie diese Beobachtung mit jemandem teilen würde. Das durfte nicht passieren!

*

14. JANUAR 2019

Hat nicht jedes Hotelzimmer, jede noch so miese Absteige ein Telefon im Zimmer? Dieses Hotel hat das aber offenbar nicht. Unfassbar ärgerlich! Ich mache hier also nun schon seit gefühlt einer Stunde Terror und klopfe wie eine Irre an diese verschlossene Tür. Keiner hört es. Selbst die rothaarige Empfangsdame scheint zum Essen in den Nachbartrakt geladen zu sein, obwohl sie doch eigentlich an ihren Platz hinter die Rezeption gehört. Wäre sie unten, würde sie den Krach doch bemerken, den ich hier veranstalte. So viel ist sicher. Während also dieser joviale, feiste Hoteldirektor, den ich bei meiner Ankunft flüchtig kennengelernt habe, gerade wohl unten den Toast ausspricht und das Drei-Gänge-Menü eröffnet, sitze ich hier oben fest. Da kann ich so viel an der Klinke ziehen, wie ich will, da ist offenbar nichts zu machen. Die einzige Fluchtmöglichkeit wäre über das Fenster. Aber ob ich so einen Sturz aus dem zweiten Stock überleben würde, ist fraglich. Offenbar ist diese Tür erst vor Kurzem eingebaut und noch nicht allzu oft benutzt worden. Denn selbst mein laienhaftes Auge kann erkennen, dass sich die Tür im Rahmen regelrecht verkantet hat. »Das Baumaterial ist Qualität vom Feinsten«, steht im Prospekt. Geil! Und das Beste: Von der ganzen Anstrengung habe ich jetzt auch noch einen fiesen Ausschlag an Bauch und Armen bekommen, der unglaublich juckt. Kann auch von der Kälte draußen oder der Hitze drinnen kommen. Jedenfalls habe ich gerade nicht das, was man einen Lauf nennt. Lost im Geisterhaus. Wenigstens der Titel der Reportage steht schon. Witzig finde ich das nicht.

*

14. JANUAR 1943

So aufgebracht hatte Celina ihren Liebsten noch nie gesehen. Seine schwarzen Haare klebten am Kopf, der vor Anstrengung dunkelrot angelaufen war. Er hatte plötzlich in diesen frühen Abendstunden vor ihr gestanden, wie sonst schon oft die Bäuerin mit ihrer Rute. Die Küche war für die männlichen Zwangsarbeiter absolut tabu. Es musste also etwas Schlimmes passiert sein! »Ich muss hier weg, Liebste, der Bauer will mir ans Leben!« Zwar war es verboten, im Haus Polnisch zu sprechen, doch Celina und Edward hielten sich nie daran. Polnisch war ihre Geheimsprache, die einzige Rückzugsmöglichkeit in ein warmes gemeinsames Nest. Er keuchte und stürzte sich einen Krug Wasser hinunter, als wäre er am Verdursten. Seine Stimme klang zittrig und voller Angst. Todesangst. Der Bauer habe ihn mit dem Messer verfolgt. Um das ganze Anwesen habe er ihn gejagt. Und ihn immer wieder als Triebtäter beschimpft. »Aber so eine Ungerechtigkeit lasse ich mir nicht gefallen, moja droga«, seine große Hand packte ihre so fest, dass der Griff sie fast schmerzte. Alle Zärtlichkeit war verflogen, Edward war nun wie ein Tier auf der Flucht. »Ich weiß schon lange, dass er Schweine schwarz schlachtet und das Fleisch an andere verkauft. Und das werde ich sagen, wenn er mich bei der Gestapo anzeigt. Mal sehen, wer dann den Kürzeren zieht.«

Moja Droga. Meine Geliebte. Seit sie von zu Hause fort waren, hatte er sie nicht mehr so genannt. Neben Glück war da noch ein Gefühl, das sie gefangen hielt: Angst. Sie krallte sich an ihm fest. »Warum nur, Edward? Warum du? Was ist passiert?« Von draußen hallte die zornige Stimme des Bauern von den Wänden wider, er näherte sich offenbar über die vordere Treppe. »Du Sau! Wo hast du dich versteckt?«

Celina erschauderte. Dann schaute sie ihm tief in die Augen und sah darin Hass auflodern.

»Ich verfluche dieses Haus, diese Menschen und ihre Nachkommen. Auf dass sie bis in alle Ewigkeit niemals Ruhe finden werden. Und ihnen die Greueltaten, die sie anderen angetan haben, selbst widerfahren werden! Versprich mir, dass du dafür sorgen wirst, wenn du diese Hölle überlebst!«

Celina nickte. Ob er spürte, dass es zu Ende ging? Immer fester drückte sie ihren Körper an den seinen, schlang ihre Arme um seinen breiten Oberkörper. »Nein, Edward. Das darf nicht sein. Bald ist der Krieg vorbei und wir sind frei. Frei für unser Kind. Wir müssen nicht mehr lange durchhalten.« Doch er wand sich aus der Umarmung.

Schwere Männerschritte näherten sich. Jetzt konnte man das Keuchen des Bauern hören, der seinen schweren Leib die Stufen hinab zu quälen schien. »Sau, du!«

Edward öffnete die Hintertür, die in den dunklen Wald hinaus führte. »Niemals werde ich dem Bösen klein beigeben! Auch der Tod vermag uns nicht trennen. Das schwöre ich dir.« Dann verschwand er durch die Tür, die für die Dienstboten bestimmt war. Da stand auch schon Kühn im Raum. Celina konnte in seinen Augen sehen, dass er zu allem bereit war. Auch bereit zu töten. »Der hat sich an meine Tochter rangemacht. Darauf steht die Todesstrafe. Wo ist das Polenschwein?«

*

15. JANUAR 2019

Mitternacht. So wollte ich schon immer in meinen Geburtstag reinfeiern. Einsam und alleine in einem stockdunklen Hotelzimmer im Wald. Geil! Inzwischen scheinen Strom und Wasser nämlich auch noch ausgefallen zu sein. Das ganze Anwesen liegt, jedenfalls soweit ich das von hier erkennen kann, im Dunkeln. Sogar die Laternen auf der Neusser Landstraße sind offenbar betroffen. Selbstverständlich habe ich weder Taschenlampe noch Kerzen parat. Wer geht schon auf Reisen mit einem Licht-Notfallpaket? Wir sind ja nicht im 19. Jahrhundert oder gar im Krieg. Was mich tröstet, ist, dass dann auch das Dinner im Nebenhaus ein frühes Ende nehmen wird. Wird ja auch mal Zeit, dass einer hier rüberkommt und mich aus dieser Bude hier erlöst. Ich höre schon Stimmen im Treppenhaus. Oder sind die nur in meinem Kopf? Scheinen ja gut gebechert zu haben, die Kollegen. Jedenfalls reden sie ziemlich laut und durcheinander. »Hallo! Holt mich hier mal einer raus? Die Tür klemmt. Und ich bin hungrig.« Wenn ich die hören kann, müssten die mich doch auch hören. Das wäre doch gelacht. Aha. Jetzt. Da betätigt sich jemand an der Tür. Endlich!

*

15. JANUAR 1943

In ihrer Funktion als Zimmermädchen musste sich Celina jeden Morgen um alle Schlafstätten der Hausbewohner kümmern, was oft den ganzen Vormittag in Anspruch nahm. Dabei ging sie immer sehr akribisch vor. Das Laken durfte keine Falte aufweisen, das Kopfkissen immer den Knick an der richtigen Stelle haben. Die Deutschen, so hatte es ihr die Bäuerin eingebläut, legen auf so etwas großen Wert. Bitte schön. Das war für sie eine leichte Übung. Es ermöglichte ihr ein paar Stunden ruhige Arbeit, die sie mit Nachdenken und Träumen verbringen konnte.

Plötzlich drang von draußen Motorengeräusch zu ihr hinauf. Beunruhigt trat Celina ans Fenster. Von hier oben konnte sie sehen, wie nun drei schwarze Polizeiwagen mit Gittern an den Fenstern in die Einfahrt des Gutshauses einbogen. Männer stiegen aus. Männer in braunen Hosen und hohen Stiefeln. Sie begrüßten den Bauern, seine Frau,

Anna und ihre Brüder mit einem Hitlergruß, den diese umgehend erwiderten. Was hatte das nur alles zu bedeuten? Celinas Herz schlug bis zum Hals. Sie beobachtete, wie Kühn auf die Stallungen zeigte und sehr aufgebracht etwas zu Protokoll gab. Anna, die Celina nur von hinten sehen konnte, trat betreten von einem Fuß auf den anderen und hielt sich an der Hand der Mutter fest.

»Er muss sich hier in der Nähe aufhalten. Er wurde heute Morgen noch im Wald gesehen!«, hörte sie plötzlich Kühns Stimme. Es gab keinen Zweifel mehr, die Männer waren tatsächlich wegen Edward hier. Der Bauer musste ihn angezeigt haben. Aber warum? Wegen Anna? Nie im Leben hätte er das Mädchen angerührt. Die beiden hatten zu keinem Zeitpunkt näheren Kontakt gehabt. Wenn, dann suchte Anna immer nur ihre – Celinas – Nähe. Und dennoch war der Bauer voll echtem Zorn. Ihr Gehirn arbeitete auf Hochtouren. Es musste sich um ein Missverständnis handeln. Es gab keine andere Möglichkeit.

Was, so schoss es ihr plötzlich durch den Kopf, wenn Kühns Tochter ihr gestriges Zusammensein mit Edward im Stall beobachtet und dabei etwas gehört hatte, das nicht für Kinderohren bestimmt gewesen war? Celina ließ alles stehen und liegen und rannte in Annas Kinderzimmer, das sich auf selber Etage befand. Auf dem aufgeräumten Schreibtisch lag neben dem neuen Füller das Tagebuch, in das das Mädchen immer ihre polnischen Vokabeln eintrug. Mit zitternden Fingern blätterte Celina darin, bis sie auf die Worte stieß, die die Sechsjährige wohl erst gestern eingefügt haben musste. »Nimm mich«, las sie da, fein säuberlich notiert – auf Deutsch und Polnisch. Unterstrichen hatte sie »Ich bin für immer dein!« Es waren so viele Worte, die Edward und Celina sich im

Liebesspiel zugeflüstert hatten und die nicht für fremde Ohren bestimmt gewesen waren. Das neugierige kleine Mädchen musste sie belauscht haben und sich – wissbegierig wie es war – die Wörter mithilfe ihres kleinen Wörterbuchs emsig übersetzt haben. Ob die Mutter ihr nachspioniert hatte und sie an den Vater verraten hatte?

Sie dürfen Edward nichts antun! Er ist unschuldig! So schnell hatte sie noch nie die Treppen nach unten genommen, Celina nahm gleich zwei Stufen auf einmal. Doch als sie auf den Hof stürzte, waren die schwarzen Karossen wie vom Erdboden verschluckt.

»Alle weg«, die Bäuerin grinste zufrieden. »Haben alle mitgenommen, die deutschen Frauen gefährlich werden könnten. Da holt man sich dieses fremde Pack ins Haus und muss sich um das eigene Fleisch und Blut fürchten. Das ist der Dank dafür, dass wir sie aufgenommen haben.« Verächtlich spuckte sie auf den staubigen Boden. Die kleine Anna aber stand gebückt am Brunnen und schwieg.

*

15. JANUAR 2019

»Willkommen zu Hause«, sagt der junge Mann, der da plötzlich mitten in meinem Hotelzimmer im Dunkeln steht und mir mit einem Glas Sekt seine Aufwartung macht. Sanft nimmt er meine Hand und deutet einen Kuss an. Aus welcher Welt stammt der denn? Ich kenne niemanden, der so einen Handkuss heute noch praktiziert. Der junge Pole erscheint mir blasser als am Morgen, als wir uns im Wald an der alten Ziegelei getroffen haben. Und auch seine dunklen, fauligen Zähne habe ich bei unserem ersten Treffen nicht bemerkt. Er verströmt denselben modrigen Geruch, der mir bereits bei der rothaarigen Rezeptionistin aufgefallen ist. Unangenehm. Außerdem scheint er getrunken zu haben, denn er macht einen ziemlich verwirrten Eindruck. »Jedes Jahr ich feiere an meinem Todestag aufs Neue, dass Böses niemals siegen darf, moje droga!« Er reicht mir das Glas, das ich wortlos nehme. Ein paar Häppchen wären mir jetzt lieber, will ich sagen. Schweige aber lieber. Irgendetwas Seltsames geht hier vor. Ich starre den Mann an, der mich jetzt von unten bis oben mustert. »Du schön wie deine Großmutter. Genau gleiche schwarze Haare. Du bist mein eigen Fleisch und Blut.«

Behauptet der Typ jetzt auch noch, mein toter Großvater zu sein? Die ziehen hier ja alle Register, um mir den Aufenthalt richtig zu verleiden. Ich stehe nicht auf Gruselwochenenden, hatte ich das bei der Anmeldung nicht explizit erwähnt?

»Du willst meine Großmutter gekannt haben? Dass ich nicht lache. Sie ist 1986 gestorben, da warst du noch gar nicht auf der Welt.« Ich stelle demonstrativ das Glas auf dem Nachttisch ab. Den Sekt habe ich in einem Zug runtergekippt. Jetzt fühle ich mich mutiger als zuvor. Ich schnappe meinen Rucksack und will an ihm vorbei. Einfach nur raus hier. An die frische Luft.

»Celina war große Liebe«, sagt er ruhig. Ich bleibe stehen. Der Name stimmt. Seltsam. Und meines Wissens hat meine Großmutter Celina niemals über den Erzeuger meiner Mutter Auskunft gegeben. Jeder ist damals davon ausgegangen, dass man sie in den Kriegswirren vergewaltigt haben muss. Sie wurde dennoch mit Respekt behandelt, weil sie eine stolze, schöne und sehr gläubige Frau gewesen ist. Kurz bevor sie an einem Herzleiden starb, habe ich sie noch mal besucht. Sie hat mich plötzlich anders angelächelt als sonst. Als wüsste sie, dass sie dem Tod nahe war, und sich schon darauf freut. Und dann hat sie mir eine wunderschöne Haarspange geschenkt, die ich immer noch bei mir trage. Es ist das einzige Erinnerungsstück, das ich von ihr besitze. All das kann dieser Jungspund doch gar nicht wissen. Er ist einfach ein guter Schauspieler, nichts weiter. Oder ein Hochstapler.

Und während ich das noch denke, schwindet mein Bewusstsein und ich falle. Falle. Falle. Jetzt ist auch in mir drin tiefe Dunkelheit.

*

15. JANUAR 1943

Celina hatte zwei Stunden am Tor gewartet. Da hörte sie endlich, dass die Polizeiwagen über die Landstraße zurückkamen. Doch diesmal fuhren sie nicht in die Einfahrt, sondern parkten vorne an der Straße. Offenbar hatten die Männer es eilig. Nach und nach stiegen nun die Zwangsarbeiter aus, die dem Bauern Kühn seit Wochen und Monaten die Drecksarbeit erledigten. Ein älterer Ungar, der junge Belgier, zwei Franzosen. Doch Edward war nicht dabei.

»Mausetot ist er, der Lump! Der tut keinem deutschen Mädchen mehr was zuleide.« Kühns gute Laune war offenbar wiederhergestellt. »Und euch anderen sollte die Vorstellung eine Warnung sein. Hopp. Hopp. Und jetzt zurück an die Arbeit. Es gibt hier genug zu tun!«

Celina lehnte immer noch an der kalten Mauer. Ihre Beine würden sie nicht mehr tragen können, befürchtete sie. Sie spürte sie nicht mal mehr. Genau wie die Arme, die untätig an ihr herunterhingen. Sie fühlte sich so, als habe man ihr das Herz herausgerissen, und nun war sie bereit, an Ort und Stelle zu verbluten.

Wenn Edward nicht mehr am Leben war, wollte auch sie nicht mehr sein. In dem Moment schoss ihr das Versprechen wieder durch den Kopf, das sie Edward gegeben hatte. Ihr Leben durfte noch nicht zu Ende gehen. Nicht, bevor sie seinen Tod gesühnt hatte. Sie musste sich darum kümmern, dass sein letzter Wunsch in Erfüllung ging: Dass nämlich all diese Nazis niemals mehr zur Ruhe kommen würden, bis sie dasselbe Schicksal erleiden würden wie ihr Geliebter.

Celina bekreuzigte sich, während sie Edwards Schwur leise immer wieder wiederholte. Niemals würde sie diese Worte mehr vergessen.

Erst jetzt sah sie Anna, die über den Hof zu torkeln schien. In der linken Hand hielt sie eine Axt. Die rechte Hand des Mädchens aber hing leblos herab. Blut tropfte auf das schöne weiße Kleid. Sehr viel Blut. Und wenn Celina das aus der Ferne richtig erkennen konnte, fehlten dem Kind die Finger. Ihre Schreibhand!, fuhr es ihr durch Mark und Bein. Das Mädchen hatte sich für seine Schuld selbst bestraft.

*

16. JANUAR 2019

Ich traue mich kaum, die Augen zu öffnen, so grell ist das Licht, das mir aus der Welt da draußen entgegenschießt. Wie lange war ich überhaupt bewusstlos? Wo bin ich hier? Sieht aus wie ein Krankenzimmer. Bin jedenfalls alleine, das Bett daneben ist leer. Mein Kopf schmerzt, als wäre eine Eisenbahn drübergebrettert. Die Erinnerung an das Geschehene kommt erst langsam und bruchstückweise zurück. Da war dieses Wochenende in dem Seehotel, der Wald, die alte Ziegelei, dann die verschlossene Zimmertür, der Stromausfall und dieser Typ, der behauptete, dass er meine Großmutter kennt. Wie absurd. Ich habe keine Ahnung, ob der mir K.-o.-Tropfen in den Sekt getan hat oder ob mein geschwächter Körper einfach nicht mehr bereit war, diese Tortur mitzumachen – jedenfalls hat es mich offenbar einfach so umgehauen. Daher sicher auch die Kopfverletzung. Ich ertaste eine Wunde, die so groß ist, dass ich Angst habe, daran zu sterben. Kann man so was überleben? Warum wurde dieses Loch nicht zugenäht? Wer hat mich so zugerichtet? Ich habe plötzlich große Angst.

Auf meinem Nachttisch stehen Lilien, daneben eine Karte. Aber ich bin zu schwach, sie mir durchzulesen. Wenn ich jetzt so darüber nachdenke, verdächtige ich diesen Hoteldirektor. Ich glaube, dass das alles zu seinem Marketingkonzept gehört. Man spielt ein bisschen mit dem Ruf des ehemaligen Spukhauses, lädt Gäste von überallher ein und schließt diese dann abends in ihren Zimmern ein. Strom- und Wasserausfall tun ihr Übriges, um die Nerven blank zu legen. Vermutlich hat er auch vorher mein Smartphone entwendet, um mich marode zu machen. Und dann schickt man diesen jungen Schauspieler vorbei, der den Gästen um Mitternacht eine ausgebuffte Gruselgeschichte erzählt. Gewieft!

Doch jetzt sind sie zu weit gegangen. Und das werde ich mir nicht gefallen lassen. Ich werde Anzeige erstatten. Und den Text für die Zeitung werde ich, sobald ich ein Laptop halten kann, auch fertigstellen. Wer meine Reportage gelesen hat, wird sich im Leben nicht in diesem Hotel einbuchen, so viel kann ich garantieren.

Es klopft. Sicher der Arzt. Dann werde ich Gewissheit haben, was mit mir passiert ist. Irgendjemand muss mich ja schwer verletzt hierher gebracht haben.

»Hallo?« Eine Frau schaut durch den Türspalt und strahlt mich überglücklich an. »Dürfen wir reinkommen?«

Vor mir stehen plötzlich zwei Menschen, die mir sehr bekannt vorkommen. Dennoch brauche ich eine Weile, bis ich meine Großmutter wiedererkenne, weil ich sie viele Jahre nicht gesehen habe. Sie hat diesen jungen Polen bei sich, den sie jetzt an mein Bett führt. »Edward kennst du ja schon?«, sagt sie. Sie ist immer noch sehr schön. Sehr stolz. Und sanft. Sie streichelt mir über das schwarze Haar. Ich weiß, dass ich es von ihr geerbt habe. Ihr Haar ist jetzt schlohweiß.

»Schade, dass du verpasst hast Drei-Gänge-Menü«, plaudert dieser Edward nun los, als sei er ein alter Bekannter. »Gleiches Menü übrigens, das gegessen hat hoher Nazirichter Gero van Kamp an Silvester 1962, bevor er hat sich erhängt in deinem Zimmer!«

Seltsam, dass er mich bei unserem ersten Treffen so in seinen Bann gezogen hat. Jetzt möchte ich einfach nur noch, dass er sich aus meiner Nähe entfernt. Ich will keine seiner Gruselgeschichten mehr hören. Ein Richter. Erhängt in meinem Zimmer, im zweiten Stock.

Aber ja, ich erinnere mich wieder an diese alte Geschichte, auf die ich im Rahmen meiner Vorrecherchen zum Haus Fühlingen gestoßen bin. Ein junger Zwangsarbeiter soll damals im Jahr 1943 zu Unrecht von seinem Bauern angezeigt und zu Tode verurteilt worden sein. Man hat ihn in der Alten Ziegelei – vor den Augen der anderen Zwangsarbeiter – erhängt. Viele Jahre später soll sich der hohe Nazirichter, der ihn verurteilt hat, in einer Silvesternacht im zweiten Stock des Hauses ebenfalls auf dieselbe Art und Weise erhängt haben. Vielleicht, weil ihn die Schuld nie losgelassen hat? Verdächtigt hatte man damals aber eine Fremde, die an dem Abend noch im Hause gesehen worden war. Man hat sie nie ausfindig machen können. Celina?

»Wo bin ich hier?«, sage ich und richte mich auf. Ich will zeigen, dass ich wieder im Besitz meiner Kräfte bin und man mich nicht gegen meinen Willen festhalten kann. Doch ich sacke zurück in die schweren weißen Kissen. Mein Blick wendet sich zur Tür, die einen Spalt breit offen steht. Wo sind die Ärzte, die Schwestern, das Pflegepersonal? Was ist das für ein seltsames Krankenhaus, wo jeder Dahergelaufene durch die Zimmer spazieren und die Patienten belästigen kann? Als nun ein alter Mann in Lumpen vorbeihumpelt, breitet sich ein beißender Geruch von Fäulnis aus.

»Bauer Kühn«, flüstert Celina verschwörerisch und deutet mit dem Kinn nach draußen. »Er ist im Keller eines natürlichen Todes gestorben. Aber die Gicht hat seine Gelenke gekrümmt und sein Hirn vernebelt. Er hatte viele Jahre die Hölle auf Erden. Dafür habe ich gesorgt.« Unten. Im. Keller. Oben. Im. Zweiten. Stock. Sollte ich etwa immer noch im Haus Fühlingen sein? Im Seitentrakt hatte man wohl eine kleine Sanitärstation mit Wellnessbereich eingerichtet. Dann war ich also gar nicht in Sicherheit?

Als ich nach oben schaue, erkenne ich den alten Stuck an der Decke, der mir bereits beim ersten Gang durch das Seehotel so gut gefallen hat. Ich erkenne den fein abgeschliffenen Holzboden, der früher mit Ochsenblut behandelt und jetzt freigelegt worden war. Ich rieche das Scheuermittel, mit dem man das alte Treppenhaus zu neuem Glanz verholfen hat. »Unsere Schicksale sind alle miteinander verwoben. Keiner kommt hier ohne den anderen aus. Weißt du, Kleine, das Haus lässt niemanden los, der hier zu Tode gekommen ist. Damit musst auch du dich jetzt abfinden.«

Es ist der Moment, in dem ich verstehe, dass ich nie wieder nach Hause kommen werde. Ich weiß jetzt, dass es kein Zufall gewesen ist, dass man mich nach Köln geschickt hat. Schicksal, eine höhere Macht, die Kraft der Untoten? Vielleicht ist es auch dieses Haus gewesen, das mich gerufen hat.

»Mach die Augen zu, Liebes!«, sagt Celina nun mit ihrer weichen, angenehmen Stimme. »Ich erzähle dir unsere Geschichte. Sie ist wirklich einzigartig.«

8 DER MUMIENMÖRDER

VON TATJANA KRUSE

Seit dem 19. Jahrhundert gibt es in Köln zwei luxuriöse Grandhotels in der unmittelbaren Nähe zum Dom. Von Anfang an begeisterten die beiden Häuser die Reichen und Schönen und Blaublütigen der Stadt und der Welt: das »Excelsior Ernst« (seit 1863) und das »Dom Hotel« (seit 1893). Während das »Excelsior Ernst« auf eine stete, ununterbrochene Geschichte zurückblicken kann, wurde das »Dom Hotel« im Laufe der Zeit sehr gebeutelt, musste unter anderem nach baulichen Fehlkonstruktionen und Zerstörungen im Zweiten Weltkrieg wiederaufgebaut werden und unterzieht sich derzeit, zur Niederlegung dieser Zeilen, einer umfangreichen Kernsanierung. Aber der Geist des Hauses bleibt – oder sollte es heißen: die Geister im Haus?

Was damals, im Frühsommer 1924, ganz genau geschah, ist natürlich reine Spekulation. Aber so oder so ähnlich könnte es sich abgespielt haben …

*

»Donnerlüttchen, ist das … eine Mumie?« Oberst von Pritzlitz, ein ostpreußischer Militär vom alten Schrot und Korn, von ’14 bis ’19 immer ganz vorn in den Schützengräben und seit Kriegsende Dauergast im »Dom Hotel«, blies die Wangen auf. Sein Burschenschaftsschmiss wölbte sich.

Die Prozession vor ihm im Flur – bestehend aus dem Hoteldirektor im Frack, einem sichtlich wohlsituierten Ehepaar ausländischer Konvenienz, sechs Pagen, die mehrere Schrankkoffer auf Tragekarren vorbeirollten, und zwei Fuhrmannsgehilfen, die einen Sarkophag stemmten – zog stumm vorüber.

Auch der neben dem Oberst stehende Hollingsworth Doolittle, ein amerikanischer Sprachforscher, der auf den Spuren von Mark Twain den Rhein bereisen wollte und ganz bewusst in dem exklusiven Hotel abgestiegen war, in dem schon Wilhelm II, Jacques Offenbach und Mata Hari genächtigt hatten, hob die Augenbrauen. Sein Monokel fiel herunter. »By Jove, ich glaube, Sie haben recht.«

Die beiden Herren – sie hatten sich am Vorabend an der Bar kennengelernt – schritten über den mit Perserteppichen ausgelegten Flur zur Rezeption hinüber. Wenn jemand wusste, was hier im Haus los war, dann der Concierge.

»Hören Sie mal, eine Mumie im Hotel?«, polterte der Oberst los. »Ich finde das befremdlich. Was kommt als Nächstes? Großwildjäger, die ausgestopfte Rhinozerösser mitbringen?«

Der Concierge zuckte entschuldigend mit den Schultern. »Wir schreiben das Jahr 1924. Die jungen Leute von heute scheren sich nicht länger um das, was sich gehört.«

»So jung sehen die beiden – in Teilen – gar nicht mehr aus. Wer ist denn das?«, wollte Doolittle wissen.

»Das Ehepaar Wooling. Aus London. Sie ist die millionenschwere Alleinerbin eines Bürsten-Imperiums, Hoflieferanten im Buckingham Palace, er ist … äh … Hobbyarchäologe, wie man mir sagte.« Der Concierge senkte seine Stimme. »Wooling stammt wohl aus einer verarmten Adelsfamilie. Es mag seine Gründe haben, warum er eine so viel ältere Frau geehelicht hat.« Der Concierge rieb Daumen und Zeigefinger aneinander und wackelte bedeutsam mit den buschigen Augenbrauen. »Jedenfalls kommen sie gerade aus Ägypten, wo sie Howard Carter bei seinen Ausgrabungen besucht haben.«

»Oho, Howard Carter!«, rief Doolittle, der über derlei Dinge immer bestens informiert war. »Der Mann, der den famosen Schatz des Tutanchamun entdeckt hat. Deswegen will Wooling seinen alten Ägypter offenbar nicht aus den Augen lassen. Der Sarkophag ist voller Gold!«

Der Concierge schüttelte den Kopf. »Sicher nicht. Ich habe gesehen, wie einer der Fuhrmänner den Sarkophag ganz allein anhob. Da kann nichts Schwereres drin sein als eine knochentrockene Mumie.«

Oberst von Pritzlitz schnaubte. Die Enden seines Schnauzers bebten. »Das ist ungehörig, sage ich. Die Toten, gleich welcher Couleur, gehören auf den Friedhof. Hotels sind für Lebende«, erklärte er, weil er zu allem eine dezidierte Meinung hatte und diese gern mit seiner Baritonstimme kundtat.

Doolittle und der Oberst schritten daraufhin, obwohl es noch helllichter Tag war, an die Hotelbar, um sich auf diesen Schreck mit einem lokalen Bier zu stärken.

*

»Danke, der Herr, zu freundlich, der Herr.« Rosa, das böhmische Zimmermädchen, errötete und machte einen besonders tiefen Knicks. So viel Trinkgeld hatte sie noch nie auf einen Schlag bekommen. Noch dazu von einem so schmucken »Gentlemän«.

Wooling zwirbelte seinen Schnauzer und zwinkerte ihr zu.

Kichernd enteilte sie.

»Das habe ich gesehen.« Elspeth Wooling füllte den Rahmen der Tür, die zum Schlafzimmer führte, in Gänze aus. Sie war eine stattliche Frau. Aber keine eifersüchtige. Ihr Problem war ein anderes. »Musst du das Geld meines Vaters wirklich immer mit beiden Händen aus dem Fenster werfen?«

Wooling schnürte den Gürtel seines eleganten Hausmantels enger. »Sie hat dir beim Auskleiden geholfen, das verdient Anerkennung.«

»Ich darf dir nochmals versichern, dass ich nicht gewillt bin, deine Apanage zu erhöhen. Wenn du weiterhin das Personal so exorbitant entlohnen willst, dann geht das von deinem Taschengeld ab.« Sie drehte sich abrupt um und schloss die Tür hinter sich.

Schon seit geraumer Zeit nächtigten die Woolings nicht mehr zusammen.

Und wenn es nach Christopher Wooling ging, würden sie das bald überhaupt nie mehr tun.

Er schenkte sich großzügig Liebfrauenmilch ein, diesen angesagten Rheinhessen-Weißwein, den auch die britische Königsfamilie goutierte. Dann ging er mit dem vollen Glas zu dem Sarkophag.

»Cheers!« Wooling prostete dem Relikt zu. Es stammte aus einem Nebengrab von King Tut. Die Farbe war längst abgesplittert. Im Grunde war es nichts weiter als eine ovale Holzkiste mit einem in den Deckel geschnitzten, aber schon längst verwitterten Gesicht. Howard Carter hatte nur einen abschätzigen Blick hineingeworfen und gleich darauf seinem großzügigen Mäzen Wooling erlaubt, sich das Teil zur Erinnerung mitzunehmen.

Im Innern der Kiste befand sich, zu Woolings großer Enttäuschung, keine bandagierte Mumie, die er an geselligen Abenden im Kreis seiner Gäste präsentieren konnte, um ihnen wohlige Schauder zu verursachen, sondern nur eine Gemengelage aus diversen Knochen und ein paar ungeschlacht eingeritzte Hieroglyphen auf der Innenseite des Deckels, die irgendwas mit dem Leben nach dem Tode zu tun hatten. Carter hatte das für ihn übersetzt, aber er hatte nicht zugehört.

Denn schon beim ersten Blick auf diesen Sarkophag hatte Wooling gewusst: Darin würde er seine Frau entsorgen!

Er trank die Liebfrauenmilch auf ex. Sein Plan stand fest: Er würde Elspeth in der Hotelbadewanne ertränken, ihr Fleisch mit der mitgebrachten Vitriolsäure von den Knochen lösen und diese dann zu den anderen Überresten in den Sarkophag werfen. Wer würde schon die Knochen in der Kiste zählen? Anschließend würde er sein Weib als vermisst melden und sich untröstlich geben, wenn sie einfach nicht wieder auftauchte. Nach sieben Jahren würde er sie dann für tot erklären lassen und sich mit ihrem Vermögen ein formidables Leben bereiten.

Genial, wenn er das selbst sagen durfte.

Die Hotelzimmerdeckenleuchte flackerte.

Wooling seufzte. Seit sie sich auf den Rückweg von Ägypten gemacht hatten, schienen ihm alle Lampen von zweifelhafter Zuverlässigkeit zu sein. Dieses ständige

An-aus-an-aus ging ihm auf die Nerven. Die Menschheit hatte gelernt, zu fliegen und sich mittels Funkwellen von Kontinent zu Kontinent zu unterhalten, aber die Elektrizität hatte sie eindeutig noch nicht im Griff.

*

Das Jahr 1924 glich einer Perlenkette beachtenswerter Ereignisse. Im Januar starb 2.086 Kilometer Luftlinie nordöstlich von Köln der kommunistische Revoluzzer Lenin in der Nähe von Moskau. Im Februar überwarf sich wiederum 2.901 Kilometer Luftlinie weiter südwestlich der Ägyptologe Howard Carter mit der ägyptischen Regierung, weil Letztere die Anwesenheit von Frauen an der Grabungsstätte verbieten wollte. Im März wurde – 1.234 Kilometer nordöstlich von Carters Ausgrabungsstätte – das Kalifat in der Türkei abgeschafft. Im Mai eröffnete Oberbürgermeister Konrad Adenauer – 2.014 Luftkilometer nordwestlich des Osmanischen Reiches – die Messehallen in Deutz, und im Juni machte sich – gewissermaßen nur fußläufig eine Brückenlänge vom Kölner Messegelände entfernt – Christopher Wooling daran, seine Frau umzubringen.

»Liebes, soll ich dir ein Bad einlassen?«

Sie saßen nach dem Abendessen, einem deliziösen Fünf-Gänge-Menü im fabelhaften Hotelrestaurant, in ihrer Suite. Er las, sie stickte. Wie neuerdings üblich flackerten die Glühbirnen in den beiden Messingleuchtern an der Wand.

»Ich habe extra französisches Badesalz besorgen lassen«, fügte Wooling hinzu, weil Elspeth gern gut beduftet aus den Fluten stieg.

»Was ist denn in dich gefahren?«, herrschte ihn seine Frau an, ohne den Blick vom Stickrahmen zu heben. »Danke, nein. Wenn ich ein Bad zu nehmen wünsche, klingele ich nach dem Zimmermädchen.« Jetzt sah sie ihn doch an, wenn auch nur aus den Augenwinkeln. »Ich habe übrigens nach einem anderen Mädchen verlangt.«

Wooling war klar, dass seine Gattin die Direktion um das unansehnlichste, tollpatschigste Mädchen des Hauses gebeten hatte, nur um ihm seine kleinen Augenweiden zwischendurch madig zu machen.

»Ganz wie es dir beliebt, Elspeth.« Er blätterte in der Kölnischen Volkszeitung, die er zwar nicht lesen konnte, weil er der deutschen Schriftsprache nicht mächtig war, aber es gab darin Bilder. Und außerdem war Wooling mit seinen Gedanken woanders. Er blieb angesichts ihrer Nörgelei tiefenentspannt. Seine Zeit würde kommen – und zwar bald. Irgendwann in dieser Woche würde Elspeth baden, sie war nämlich äußerst reinlich, und dann würde er sie ertränken, entbeinen und in den Sarkophag stecken.

»Was hast du gesagt?«, brummte sie.

»Ich sagte, ganz wie es dir beliebt.«

»Nein, danach! Dieses Zischeln. Auf deine Unmutsbekundungen kann ich sehr gut verzichten, Christopher.«

Wooling hatte das Geräusch auch gehört, für seine Ohren allerdings weniger ein Zischeln, mehr eine Art Gurgeln oder Flüstern, schrieb es jedoch den Rohrleitungen in den Wänden zu. Aus seiner Kehle stammte es jedenfalls nicht.

Aber er wollte sich jetzt nicht mit seiner Frau streiten.

»Ich nehme noch einen Sherry an der Bar zu mir«, sagte er deshalb themenwechselnd und stand auf.

»Tu, was du nicht lassen kannst«, giftete Elspeth. »Aber wisse, dass es in diesem Grandhotel keine leichten Mädchen gibt, denen du einen Champagner ausgeben kannst. Ich habe mich dessen an der Rezeption vergewissert.«

Er ging, ohne darauf zu reagieren.

In der Bar befanden sich zu dieser späten Stunde nur noch zwei Männer. Es waren der Amerikaner Doolittle und Oberst von Pritzlitz.

Der livrierte Barkellner servierte einen anständigen Sherry, und schon nach dem zweiten Glas kam Wooling mit den anderen ins Gespräch.

Doolittle stellte sich mit einem lässigen Nicken vor. Er war noch relativ nüchtern.

Der Oberst ließ natürlich die Hacken knallen. »Von Pritzlitz. Versuchen Sie, das sieben Mal rasch hintereinander zu sagen.« Er kicherte, weil er schon einen sitzen hatte.

»Wooling«, sagte Wooling.

Man sprach Englisch.

»Ich beherrsche sieben lebende und vier tote Sprachen, darunter Sanskrit«, erklärte Sprachforscher Doolittle einleitungslos. »Außerdem kann ich Hieroglyphen entziffern.« Sein Monokel funkelte im Licht des Kristalllüsters.

»Ah, ich sehe, Sie haben von meinem Sarkophag gehört.« Wooling lächelte eitel. Sobald er das Vermögen seiner Frau geerbt hatte, würde er sich als Kuriositätensammler von Weltruf einen Namen machen.

»In der Tat. Gibt es denn auf Ihrem … Sarkophag … einige Hieroglyphen, bei deren Übersetzung ich Ihnen behilflich sein könnte? Es wäre mir eine Freude.« Doolittle wusste sehr wohl, dass ein Sarkophag per definitionem aus dauerhaften Materialien wie Stein bestehen musste. Die Kiste in Woolings Besitz war demzufolge ein ganz gewöhnlicher Sarg aus Zedernholz, von denen manche – so sie denn luftdicht in ihrem Sarkophag eingebettet gewesen waren – die Jahrtausende halbwegs ordentlich überstanden hatten. Vielleicht waren auch die Inschriften, und die gab es zweifellos, noch nicht verwittert. Doolittles Nüstern bebten wie bei einem Rennpferd. Seine wissenschaftliche Neugier war grenzenlos.

Wooling winkte ab. »Nein, nein. Man kann nur ein paar wenige Zeichen erkennen, und die lauten angeblich Tür oder Portal oder blabla. Unwichtig.«

»Kommen Sie, mein Bester, lassen Sie uns einen Blick auf Ihre Mumie werfen!«, schnarrte der Oberst, der noch nie eine Mumie gesehen hatte und beim Altherrentreffen seiner Burschenschaft mit diesem Abenteuer prunken wollte.

Wie sich herausstellte, musste man Wooling nicht lange bitten.

Die drei Herren nahmen jeder noch eine Flasche Moselwein mit, dann erklommen sie singend die Treppe, die sie hinauf zu der formidablen Zimmerflucht der Woolings mit Blick auf den Kölner Dom führte.

Aus der Suite trat just in dem Moment, als die Herren vor der Tür ankamen, ein ungelenkes Zimmermädchen mit Oberlippenbart. Es knickste und trampelte davon.

»Wir wecken doch hoffentlich nicht Ihre werte Gattin?«, flüsterte von Pritzlitz. Angeheitert, wie er war, konnte man sein »Flüstern« quer durch das ganze Stockwerk hören.

»Aber nein. Und selbst wenn …« Wooling zuckte mit den Schultern und öffnete die Tür.

Elspeth Wooling hatte sich bereits in ihr Schlafzimmer zurückgezogen. Im Wohnbereich der luxuriösen Suite, ganz in Gold und Rot gehalten, ging gerade der Leuchter an der Wand flackernd aus. Der Raum lag nun im Halbdunkel, erhellt nur durch die Straßenlampen auf dem Domplatz.

»Da ist sie. Meine Mumie.« Wooling hickste und wies theatralisch in die dunkelste Zimmerecke.

Die drei nahmen vor dem Sarg Aufstellung.

»Wir machen ihn auf, ja?« Der Oberst konnte es kaum erwarten.

Wooling, der sich hin und wieder eine Pfeife gönnte, zog Streichhölzer aus der Innentasche seines Gehrocks und entzündete den Kerzenleuchter auf der Kommode. Wegen der Atmosphäre.

»Sie wissen schon, dass es hier im Haus Elektrizität gibt?«, sagte Doolittle. »Und falls eine Glühbirne durchgebrannt sein sollte, kann man Ersatz bestellen.«

Doolittle war auf einer Farm im Mittelwesten aufgewachsen und freute sich immer noch wie ein Kind über den Luxus des modernen Fünf-Sterne-Hotellebens.

»Eine Mumie betrachtet man nicht im schnöden Licht einer modernen Glühbirne«, erklärte Wooling, dem das Geflackere allmählich auf die Nerven ging. »Im Kerzenlicht kommt der alte Herr doch viel besser zur Geltung!«

Oberst von Pritzlitz hickste.

Die drei Männer, nun alle nicht mehr nüchtern, nahmen noch je einen großen Schluck aus ihren Weinflaschen.

Dann reichte Wooling den Kerzenleuchter an Doolittle weiter, beugte sich vor und entriegelte den Sarg, dessen Deckel er schwungvoll aufklappte. »Voilà!«, rief er.

»Hm.« Der Oberst war sichtlich enttäuscht. »Das sind ja nur Knochen.«

Doolittle beugte sich vor und inspizierte die Innenseite des Deckels. Er wiederum schien hochzufrieden.

»Mein guter Freund Carter hat mir versichert, dass am Eingang zur Grabkammer dieses alten Jungen etwas davon stand, er sei Arzt gewesen. Oder Hebamme. Irgendwas Medizinisches«, erläuterte Wooling lallend. »Jedenfalls gilt der Inhalt als Mumie, auch wenn die Bandagen offenbar … verdingst sind.« Wooling kam nicht auf den richtigen Begriff. Zerfallen? Verdunstet? »Also weg«, konstatierte er.

»Hier steht: Der Tod ist eine Tür, die Zeit ist ein Fenster, ich kehre zurück.« Doolittle kreiselte mit dem ausgestreckten Zeigefinger über einigen kaum noch auszumachenden Hieroglyphen. »Und eine Warnung vor der Zahl drei.« Er richtete sich wieder auf.

»Eine Warnung?«, wiederholte Wooling.

»Potzblitz, ein Fluch!«, freute sich der Oberst.

*

Das »Dom Hotel«, wie es sich im Jahr 1924 präsentierte, war nicht die erste Inkarnation des Hauses. Schon 1840 konnten im »Hôtel du Dôme« die ersten Gäste ihr Haupt betten. Der Bau wurde ständig erweitert und verbessert. Nichtsdestotrotz – oder vielleicht gerade deshalb – stürzte im Dezember 1885 aufgrund statischer Fehlberechnungen ein Teil des Hauses ein. Schon im Jahr darauf entstand das Hotel wie ein Phönix aus der Asche neu und das in einer solchen Pracht, dass sich die sogenannte Hautevolee dort bestens untergebracht fühlte.

Nachdem seine neuen Freunde ihn verlassen hatten, um auf dem Domplatz noch den Liberty Bell-Marsch von John Philip Sousa zu pfeifen – das einzige Musikstück, das die beiden Männer einte –, schaute Wooling ins Schlafgemach und fand seine Frau in tiefem Schlummer vor. Offenbar hatte sie ihr Schlafmittel genommen. Seit ihrer Abreise aus Ägypten klagte sie über Albträume, und nur das Barbiturat brachte ihr Linderung und komatösen Schlummer, aus dem sie frühestens in sechs bis acht Stunden erwachte, da mochte kommen, was wolle.

Alkoholisiert, wie Wooling war, machte sich eine Schnapsidee in ihm breit: Sein ungeliebtes Weib schlief tief und fest – warum die Alte nicht einfach in die mit Säure gefüllte Wanne gleiten lassen?

Wooling torkelte in den angrenzenden Raum. Das zur Suite gehörende Badezimmer war prächtig und bot jedweden Komfort. Er schalte das Licht ein, das – natürlich – flackerte und ließ etwas Wasser in die frei stehende Wanne mit den Löwentatzenfüßen ein. Das Mischungsverhältnis hatte er sich vom Kurator des Britischen Naturkundemuseums erklären lassen, dem er vorgegaukelt hatte, er wolle nach dem Tod des Lieblingsrennpferdes seiner Frau dessen Knochen konservieren.

Aus seinem persönlichen Schrankkoffer holte Wooling die beiden mitgebrachten Vitriolflaschen und stellte sie neben die Badewanne.

Doch plötzlich …

Was war das?

Wooling fuhr erschreckt herum. Er hatte wieder dieses Geräusch gehört. Dieses zischende Gurgeln. Oder gurgelnde Flüstern. Seine Nackenhaare stellten sich auf.

Aber nein, da war niemand. Vielleicht entwich irgendwo Gas? Oder Elspeth schnarchte?

Er presste das Ohr an die Schlafzimmertür. Nichts.

Hm, vermutlich bildete er sich das Geräusch nur ein. Seine Nerven waren angespannt; schließlich brachte man nicht alle Tage seine Ehefrau um.

Wie lange es wohl dauern würde, bis Elspeth skelettiert sein würde? Zur Sicherheit hängte er das Bitte-nicht-stören-Schild an den vergoldeten Knauf der Zimmertür.

Jetzt konnte es losgehen.

In ihm dachte es nach. Vielleicht sollte er die Knochen des alten Ägypters mit in die Wanne werfen. Im Idealfall lösten sie sich im Vitriol auf, weil sie schon so uralt und furztrocken waren. Dann wäre er auf der sicheren Seite, falls sich doch jemand die Mühe machen sollte, die Knochen zu zählen.

Der Gedanke an einen Doppelmord erheiterte ihn, wiewohl es ja genau genommen kein Mord war, wenn man eine Mumie tötete.

Grinsend wankte er wieder zum Sarkophag, öffnete ihn und holte die Knochen heraus. Es staubte. Wooling nieste. Ihm fiel wieder ein, wie ihm der Kurator ans Herz gelegt hatte, unbedingt einen Atemschutz zu tragen, wenn er das Vitriol über den Pferdekadaver goss. Wegen der Rauchentwicklung, wenn die Säure das Fleisch verbrannte.

Er warf die Knochen in die Wanne, nahm anschließend aus seinem Koffer einen verwegen gemusterten Schal und schlang ihn sich um Hals und Nase. Seinen Gehrock hängt er an den Haken der Badezimmertür. Damit keine Löcher in das edle, in der Savile Row maßgeschneiderte Teil kamen, falls es beim Hineingleitenlassen des Ehefrauenkörpers spritzen sollte. Aus diesem Grund zog er auch gleich noch seine Hose aus. Sicher war sicher.

Dann ging er zu der Tragekarre, die ihm ein Page gegen ein üppiges Trinkgeld überlassen hatte, um mit ihr sein gewichtiges Weib ins Badezimmer zu schaffen. Dabei jodelte Wooling fröhlich unter dem Schal: »Der Tod ist eine Tür, die Zeit ist ein Fenster, ich kehre zurück.« Diese alten Ägypter – alles abergläubische Idioten, dachte er.

Er entkleidete Elspeth, legte sie auf die Tragekarre und wollte sie ins Bad rollen. In diesem Moment fiel seinem moselweindurchtränkten Hirn ein, dass er das Vitriol ja noch gar nicht in die Wanne gegeben hatte.

Also zurück ins Badezimmer. Das Licht flackerte, darum schaltete er es aus und holte den Kerzenleuchter mit den brennenden Kerzen. Dabei sang er mit seinem kräftigen Bariton »Der Tod ist eine Tür, die Zeit ist ein Fenster, ich kehre zurück!«

Zu diesem Zeitpunkt ging es schon auf 2 Uhr. In seinem Zustand brauchte er für alles etwas länger.

Wooling drehte die Wasserhähne auf und goss das Vitriol in die Wanne, zur Sicherheit den Inhalt beider Flaschen. Es brodelte und dampfte. Dazu sang Wooling, gänzlich unwillkürlich, ein letztes und somit drittes Mal: »Der Tod ist eine Tür, die Zeit ist ein Fenster, ich kehre zurück!«

Es gurgelzischte wieder, aber das kam dieses Mal eindeutig vom Vitriol.

Oder?

Wooling richtete sich auf und …

… trat auf etwas …

… etwas, das doch eben noch nicht dort gelegen hatte!

Das war der Moment, in dem ihm in einem Sekundenbruchteil der Erkenntnis klar wurde, dass ihm einer der

Knochen – genauer gesagt, ein Knöchelchen – des toten Ägypters entglitten sein musste.

Wooling beugte sich vor, um den Knochen aufzuheben …

… und bekam ihn auch zu fassen, aber dann …

… knickte Wooling ein, wie von einer Windböe angestoßen, geriet ins Schwanken, ruderte noch mit den Armen, wobei der Knochen in hohem Bogen gegen die geflieste Wand flog, aber nicht Wooling, sondern der Alkohol in seinen Adern war Herr über seinen Gleichgewichtssinn, und daher fiel er kopfüber in die Wanne.

Es britzelte und rauchte.

Weil Wooling mit dem Gesicht nach vorn in die Säure kippte, hörte man auch keinen Schrei. Den es gewiss gegeben haben musste – lebendig von Säure zerfressen zu werden, ist nämlich nicht besonders angenehm.

Und obwohl es im Badezimmer bei geschlossener Tür und verriegeltem Fenster doch eigentlich keine Zugluft geben konnte, verlöschten die Kerzen in diesem Augenblick von ganz allein …

*

Wie gesagt, all dies ist reine Spekulation. Die Polizei versuchte, die Ereignisse jener Nacht anhand von Zeugenaussagen nachzuzeichnen, aber naturgemäß klafften da große Lücken.

Als Elspeth Wooling am nächsten Morgen nackt auf einer Karre im Schlafzimmer erwachte, war die Suite leer. Kurz darauf – mit Hilfe des Zimmermädchens in angekleidetem Zustand – meldete sie ihren Ehemann unten an der Rezeption als abgängig. Die wiederum informierte im

Laufe des Tages die Polizei, weil Wooling offenbar ohne seine Geldbörse und ohne Ausweispapiere das Hotel verlassen haben musste.

Doolittle und der Oberst berichteten, dass sie Wooling kurz nach Mitternacht zuletzt gesehen hatten. Ja, er sei angetrunken gewesen. Aber über seinen Verbleib wüssten sie nichts zu sagen. Sie hätten jedoch bis in die frühen Morgenstunden auf dem Domplatz gesungen, und er sei gesichert nicht aus der Hoteltür gekommen.

Die Hotelgäste der angrenzenden Zimmer wussten zu berichten, dass der Vermisste mitten in der Nacht gesungen hätte. Man hätte sich beim Nachtportier beschwert, und der hatte auch gegen 2.30 Uhr an die Tür der Suite geklopft, doch da war bereits Ruhe eingekehrt. Er hatte nur durch das Schlüsselloch im dunklen Zimmer ein ganz leises Zischen gehört. Dann war er allerdings hinaus auf den Domplatz geeilt, um den Oberst und den Amerikaner – vergeblich – um mehr Rücksichtnahme zu bitten.

Wooling blieb verschwunden. Ebenso sein Gehrock und seine Hose. Und die Knochen aus dem ägyptischen Sarg.

Weil zeitgleich das Zimmermädchen Rosa nicht mehr zu ihrem Dienst antrat, gingen die ermittelnden Behörden ebenso wie Elspeth Wooling davon aus, dass Wooling mit dem kecken Zimmermädchen durchgebrannt war. Der Fall wurde zu den Akten gelegt.

Elspeth Wooling reiste ab.

Die Putzfrauen fanden bei der Endreinigung der Suite ein Knöchelchen im Badezimmer, gingen aber davon aus, dass es sich um ein Hühnerbein handeln musste, und warfen es in den Ascheimer.

Erst 15 Jahre später stellte sich heraus, dass Rosa seinerzeit vom Barkellner geschwängert worden und in ihr böhmisches Heimatdorf zurückgekehrt war, wo sie einen verwitweten Schlachter mit zwölf Kindern ehelichte, aber da tobte bereits der Zweite Weltkrieg, und diese Information ging unter.

Offiziell blieb Christopher Wooling verschwunden.

Aber …

… in der Ecksuite des »Dom Hotels« flackerten von da an regelmäßig die Lampen. Es war auch ein leises Geräusch zu hören – je nachdem, wen man fragte, war es ein Zischen, ein Gurgeln oder ein Flüstern. Nun gut, mag man sagen, die elektrischen Leitungen waren eben alt.

In den vergangenen Jahrzehnten berichteten immer wieder Hotelangestellte und Gäste, dass sie nachts in den Fluren einem hageren Mann in einem altmodischen Gehrock und gestreiften Hosen begegneten, der einen verwegen gemusterten Schal um den Hals trug. Ihm schien der kleine Finger der linken Hand zu fehlen.

Solange die damals Beteiligten noch am Leben waren, hätten sie bezeugen können, dass dieser Mann die Gesichtszüge von Christopher Wooling besaß, aber auch wieder nicht. Es wirkte ein wenig so, als sei nur die Haut von Wooling über das Skelett eines anderen gestülpt worden. Doch weder Elspeth noch Doolittle noch Oberst von Pritzlitz noch Rosa kehrten je ins »Dom Hotel« zurück, und irgendwann lebte keiner mehr, der damals dabei gewesen war.

Die Jahrzehnte verstrichen. Der Staub der Jahrzehnte legte sich über diese Geschichte und gab sie dem Vergessen anheim.

Immer wieder einmal meldeten Gäste im obersten Stock, das Licht würde flackern. Oder sie könnten ein seltsames, unheimliches Geräusch hören. Und gelegentlich begegnete man im Flur diesem seltsamen, hageren Herrn in altmodischer Kleidung.

Alle, die ihn bis heute – zumeist in Neumondnächten – sehen, seien es Hotelgäste, Hotelangestellte oder neuerdings auch einige Arbeiter auf der Kernsanierungsbaustelle, wissen zu berichten, wie freundlich er nickt und lächelt und bisweilen mit der vierfingrigen Hand zur Begrüßung winkt, und wenn man ihn anspricht, scheint er in einer fremden Sprache zu antworten.

Es hört sich an wie altes, sehr altes Ägyptisch …

*

Zugegeben, so richtig verbürgt ist diese Geschichte nicht. Aber wenn das »Dom Hotel« demnächst in neuer Pracht erstrahlen wird, dann schauen Sie vom Domplatz zu den Fenstern der Ecksuite im obersten Stock auf. In Neumondnächten können Sie zweifellos das hagere, freundlich lächelnde Gesicht hinter einem der Fenster sehen. Und vielleicht winkt der Mann im Gehrock Ihnen auch zu …

9 DIE BLÜTE DER ERINNERUNG

VON LUTZ KREUTZER

Am Bahnbogen in Köln-Ehrenfeld gibt es eine Gedenktafel, die an Ereignisse im Herbst 1944 erinnert. Der Anblick der dunklen Nische unter dem Bahnviadukt aber veranlasste nur wenige Passanten, innezuhalten und den Geschehnissen zu gedenken. Seit einigen Jahren aber hat sich das Bild an diesem Ort geändert. Graffitis und Gemälde an Wänden und Pfeilern erzählen in stolzen Farben die Geschichte von jungen Helden zu Köln. Diese tapferen Menschen entschlossen sich, gegen das Regime zu sein. Sie halfen Unterdrückten und Verschleppten mit dem wenigen, was sie erbeutet hatten, unerschrocken und aufmüpfig.

*

»Wie soll ich da etwas aussuchen?«, frage ich, als ich versuche, die Speisekarte zu lesen. Eine Messehostess hat uns dieses traditionelle Kölner Brauhaus in der Innenstadt empfohlen. »Alles nur auf Deutsch.«

»Ich dachte, der Herr versteht Deutsch«, bemerkt Tamami verstimmt.

»Also, meine Urgroßeltern, die kamen aus Deutschland und sind damals nach Texas. Aber die Sprache hier in Ko-eln …«, sage ich beim Versuch, den Umlaut richtig auszusprechen. »Meine Vorfahren kamen aus Bayern, dort wird anders gesprochen.«

Mein Name ist John Bruckheimer, ich habe das Glück, als Assistent einer der gefragtesten Kunstexpertinnen der Welt zu arbeiten, für Tamami Morishita. Nach zwei anstrengenden Tagen auf der »Art Cologne« sitzen wir, beeindruckt von der Vielfalt, aber ohne Begegnung mit einer wirklichen Kunstinnovation, an diesem gescheuerten Holztisch, zwischen uns ein Teller mit Papierservietten, ein Tonkrug mit Besteck und ein Pfeffer- und ein Salzstreuer. Ich blättere immer noch in der Speisekarte.

»Na los, such uns was aus«, fordert Tamami.

Ein Kellner mit blauer Schürze stellt uns zwei Bier hin, ohne uns zu fragen. Ganz kleine Gläser. Er wartet gelangweilt auf meine Bestellung und gibt mir das Gefühl, dass meine Unentschlossenheit ihm lästig ist. Beim Studieren der Karte denke ich an eine deutsche Band aus den 70ern, in deren Namen viele Buchstaben mit Pünktchen vorkamen. So wie bei zwei Gerichten, die mir deshalb auffallen.

»Wir nehmen das hier«, zeige ich dem Kellner, der kurz nickt. »Gut?«, frage ich.

»Ja, gut«, sagt er und macht auf dem Absatz kehrt.

Es dauert weniger als drei Minuten, bis er zurückkommt und uns zwei dampfende Gerichte vorsetzt.

Tamami starrt auf ihren Teller und streicht ihre blauschwarzen Haare nach hinten. »Was hast du mir denn da bestellt?« Ungläubig starrt sie auf das rosafarbene *Hämchen**, das sich vulgär auf dem Sauerkraut räkelt.

* *Hämchen:* Gepökeltes Hinterbein vom Schwein, nicht zu verwechseln mit dem preußischen Eisbein

Das kleine Sträußchen Petersilie klebt obenauf wie eine Federboa. »Was ist das?«, fragt sie schroff. »Das hintere Ende einer zu üppig geratenen Varieté-Tänzerin?«

»Die Deutschen, die sind dafür bekannt, dass sie ...«, ratlos zeige ich mit beiden Händen auf ihren Teller, »also, dass sie so was essen.«

»Das ist kein Essen, das ist ein Happening«, antwortet sie.

»Sieh dir meines an«, gebe ich zurück. Ich weise auf meinen Teller, den ich ja auch mehr aus Versehen bestellt habe.

»Schwarzes Essen. Was kann das bedeuten?«

»Himmel un Ääd mit *Flönz** heißt das«, versuche ich eine Erklärung.

Tamami will das nachsprechen, gibt aber schnell auf. »Und warum hast du ausgerechnet genau das hier bestellt?« fragt sie, breitet die Arme aus und verzieht das Gesicht, als wäre sie geohrfeigt worden.

Ich hebe entschuldigend die Schultern. »Da kommen diese Pünktchen über dem a drin vor, äää ... so spricht man das glaub ich. Umlaut nennen sie das. Sogar die Kellner haben hier so was.«

»Was?«, fragt Tamami genervt.

»So einen Umlaut. Die heißen hier Köbes.«

»Ja und?«

»Das hat mich an Amon Düül erinnert, schräge deutsche Band mit schräger Musik, so 70er-Zeug. Himmel un Ääd mit Flönz und Hämchen sieht auch irgendwie so aus mit all den Punkten. Hab ich gedacht, muss was Gutes sein.«

---

* *Himmel un Ääd* steht für Äpfel (*Himmel*) und Kartoffeln (Ääd, also Erde). *Flönz* ist gebratene Blutwurst.

»Das ist albern, John!« Sie seufzt, schüttelt den Kopf und nippt an ihrem Bierglas. »Aber das Bier hier, das ist wirklich gut.«

Ich trinke ebenfalls. Und probiere mein Essen, es schmeckt. Ungewöhnlich, aber gut, wie ich finde. »Weißt du was? Wir suchen uns was anderes«, sage ich noch kauend. »Wir trinken das Bier aus und suchen uns was, was dir gefällt. Ich bezahle.«

Ihr Gesicht hellt sich auf. »Asiatisch, endlich mal wieder was Asiatisches. Am besten japanisch.«

»Hmm, okay, asiatisch. Mal sehen. Wir fragen einen Kellner«, sage ich und winke den Köbes heran, der schon vorher Englisch mit den Leuten am Tisch gegenüber gesprochen hat. Er kommt lässig auf uns zu und zieht sogleich zwei dieser schlanken Bierstangen aus seinem Tablettkranz.

»Nein, entschuldigen Sie«, sage ich auf Englisch. »Ich möchte nicht unfreundlich erscheinen. Aber wir sind nun seit Tagen hier in Cologne und würden gern etwas anderes essen als Ihre köstlichen Spezialitäten.« Das stimmt zwar nicht, erhält aber die Kommunikation aufrecht, denke ich. »Können Sie uns ein Restaurant empfehlen mit asiatischer Küche? Wir zahlen das hier selbstverständlich.«

Mit einem jovialen Augenzwinkern fragt der Kellner: »Sie sind auf der ›Art Cologne‹, stimmt's?« Sein Englisch klingt eigenartig, aber es ist flüssig. »Hab ich direkt gesehen: Künstler.«

»Ja, wir kommen aus den USA«, sagt Tamami. »Und wir sind tatsächlich auf der Kunstmesse. Schön hier bei Ihnen in Cologne.«

»Siehste!«, ruft der Kellner nicht ohne Stolz und schlägt mir leicht auf die Schulter. »Künstler. Erkenn ich gleich. Zum ersten Mal in Köln?«

»Ja, zum ersten Mal«, antwortet Tamami. »Und, kennen Sie ein asiatisches Restaurant?«, setzt sie beharrlich hinterher.

Der Kellner hebt die Hand ans Kinn und denkt nach. »Wissen Sie was? Ich schick euch nach Ehrenfeld. Zur Venloer Straße. Da gibt es so ein Wok-Restaurant. Ganz klein, aber super! Da geht meine Tochter immer hin. Und da könnt ihr auf dem Weg ein wunderbares Kunstwerk bestaunen. So'n Graffiti, aber richtig schön ist das. Direkt an der S-Bahn-Unterführung. Großartig, sage ich euch.«

Der Mann beschreibt uns den Weg, ich zahle und wir verabschieden uns.

Am Bahnhof Ehrenfeld steigen wir aus.

»Hier muss es bald sein«, sage ich.

»Das Restaurant?«, fragt Tamami und sieht in die Luft.

»Nein, das Kunstwerk, von dem der Kellner gesprochen hat.«

»Ach, was wird das schon sein, was er uns da zeigen will«, sagt sie mit einem leisen Spötteln in der Stimme. Sie grummelt, offensichtlich kann sie nur an ihren Hunger denken.

Wir passieren einen Bauzaun, an dem rot-weiße Plastikfetzen flattern und ein Werbebanner einer amerikanischen Limonade prangt. Dahinter Erdhaufen, die schon länger hier liegen müssen, denn sie sind bereits von wildem Grün überwuchert. Ein paar Meter weiter dahinter zieht sich, parallel zur Straße, der Bahndamm entlang, dessen rundbogenartige Hohlräume teilweise als Lagerräume genutzt werden und verschlossen sind, andere sind leer und führen unsere Blicke wie offene Höhlen ins ungewisse Dunkel.

»Hier ist es alles andere als angenehm«, bemerkt Tamami lustlos.

»Am Ende der Straße soll es sein«, sage ich, um ihre Stimmung etwas aufzuhellen. »Also das Kunstwerk.«

»Ah, das Kunstwerk«, ächzt sie fast teilnahmslos. »Wie weit noch zum Restaurant?«

»Nur ein paar Minuten. Gleich um die Ecke. Da vorn, da müssen wir rechts abbiegen.«

Ich sehe, dass die Bartholomäus-Schink-Straße, die wir entlang gehen, kurz in eine andere, die Schönsteinstraße, und dann gleich in die Venloer Straße übergeht. Dort endet der letzte Rundbogen des Bahnviadukts an einem Pfeiler aus Backsteinen. Am Fuß dieses Pfeilers liegt auf einem kleinen, verschämt anmutenden Sockel ein verwelkter Blumenstrauß, mit einem roten Bändchen zusammengehalten, daneben ein kleiner Strauß Feldblumen, der frischer wirkt.

»Sieh mal, eine Bronzetafel«, bemerkt Tamami und zeigt auf den Pfeiler. Hinter dem Pfeiler fällt die Front der Unterführung zurück in eine große Nische, von deren Wänden trotz des tiefen Schattens Farben bunt und grell zu leuchten scheinen. »Das muss es sein«, sage ich.

»Ja«, antwortet Tamami leise und fast ehrfurchtsvoll. Mit einem Mal scheint sie ihren Hunger vergessen zu haben. Ihr Gesichtsausdruck ändert sich schlagartig. Diesen Blick von ihr, diese faszinierende Andacht kenne ich nur zu gut. Jedes Mal, wenn sie aufregende Kunst zu entdecken glaubt. Langsam schreitet sie in die Nische und betrachtet alles in Ruhe. »Wunderbar«, flüstert sie. »Was ist das, John?«

Ich packe meine Kamera aus und mache Fotos. Jedes Detail halte ich fest.

»Ein außergewöhnliches Arrangement«, sagt sie. »Hast du so was schon mal gesehen?«, fragt sie mich, ohne ihren Blick von den Bildern zu lösen. Sie steht vor einem Wandbild, das riesige weiße Blüten auf knallrotem Hintergrund zeigt. Eine S-Bahn donnert laut über unseren Köpfen hinweg. »Was sind das für Blumen?«, fragt sie in den Lärm hinein und gestikuliert so eindeutig, dass ich ihre Frage auch erahnen kann, ohne sie dabei zu hören. Die S-Bahn entfernt sich, jetzt ist nur noch leises Rattern zu vernehmen.

»Das ist Edelweiß«, sagt eine brüchige Stimme hinter uns.

Tamami erschrickt. Mir scheint, sie begreift zwar sofort, dass diese Antwort ihr gilt, aber sie versteht die Sprache nicht.

Ich lasse die Kamera sinken und wende mich um. Eine alte Dame, leicht über ihren Rollator gebeugt, steht dort und sieht uns freundlich an. »Interessieren Sie sich für das Bild?« Ihr Gesicht ist von tiefen Furchen durchzogen, ihre Augen hellblau und wässerig, doch tief darin schlägt mir ein lebhaftes Funkeln entgegen. Sie zittert leicht, nicht weil sie friert, nicht weil sie krank ist, ich denke, sie zittert, weil sie aufgeregt ist.

Ich gehe zwei Schritte auf sie zu und versuche es. »Guten Tag. Ich spreche nicht gut Deutsch. Wissen Sie … wissen Sie denn etwas über das Bild hier?«, frage ich unsicher.

Die alte Dame trägt einen hellen Mantel und eine Wollmütze. An ihrem Rollator hängt eine dunkelblaue Nylontasche, aus der ein Blumenstrauß herauslugt. Einer wie der kleine Feldblumenstrauß unter der Bronzetafel.

»Ja, ich kenne das Bild. Ich komme zweimal in der Woche her. Lange war hier nichts. Und irgendwann, vor ein paar Jahren erst, haben sie es gemacht. Ich wohne ja nicht weit entfernt.« Offensichtlich freut sie sich, dass wir ihr zuhören. »Ich kann Ihnen ja ein bisschen erzählen, wenn Sie möchten.«

Ich lächele freundlich und antworte: »Entschuldigung. Leider … leider ich verstehe nur wenig Ihre Sprache. Können Sie Englisch?«, frage ich voller Erwartung, doch im selben Augenblick weiß ich, dass meine Frage verneint werden wird.

Die alte Dame schüttelt traurig den Kopf. »Nein«, haucht sie. »Ich kann kein Englisch. Nur Deutsch. Nur Deutsch.« Sie senkt den Kopf.

Ein junger Mann, der gerade an uns vorübergeht, zögert, verharrt kurz und kommt ein paar Schritte auf uns zu.

»Brauchen Sie 'nen Übersetzer? Ich will mich natürlich nicht einmischen, Frau Grebe.«

Die alte Dame legt die Hand auf seinen Unterarm, hält ihn fest. »Oh, das ist nett. Bleib!« Sie wendet sich an die beiden anderen. »Herr Schmidt, mein Nachbar, Student.«

Wir nicken freundlich.

»Karl, ich heiße Karl.«

»Very German«, sagt Tamami und lacht. Sie stellt sich kurz vor. »Und das ist John Bruckheimer. Wir arbeiten im ›Museum of Modern Art‹ in New York. Und wir interessieren uns tatsächlich für dieses Wandbild. Ein ungewöhnliches Werk.«

Karl übersetzt etwas stockend, aber die alte Dame scheint das gut zu verstehen.

»Es ist ja so selten, dass sich jemand aus der Fremde hierher verirrt und sich für das Bild interessiert. Die jungen Leute haben ja keine Zeit mehr. Also …«, stammelt die alte Dame, »ich meine natürlich nicht Sie, und Karl, dich auch nicht.« Sie lächelt und macht eine kurze Pause. »Mein Name ist übrigens Gerda Grebe«, sagt sie. »Und ja, es sind wunderbare Bilder, und sie erzählen eine Geschichte.« Sie dreht den Rollator und nimmt Platz auf dem schmalen Sitzbrett, das sich zwischen den Bügeln spannt.

»Augenblick, ich helfe Ihnen.« Karl geht zu den hinteren Rädern und stellt die Bremsen fest.

»Mein Junge, das ist sehr freundlich von dir! Bitte leg die Blumen für mich unter die Tafel und nimm meinen alten Strauß weg, den hab ich vor vier Tagen dorthin gelegt.«

Der Blick der alten Dame hängt wie in einem Traum an dem Bildnis an der Wand, während erneut eine S-Bahn über uns hinwegrattert. Dann erzählt sie. »Damals, während der Nazizeit, da gab es einen Haufen junger Burschen, die nicht in der Hitlerjugend sein wollten. Keine Uniformen tragen wollten, sich frei bewegen wollten.«

Karl übersetzt. »Die Hitlerjugend, also HJ, hmm, das waren so junge Männer, die so was wie Pfadfinderspiele machten. Junge Nazis. Scouts, verstehen Sie?«

»Scouts? Pfadfinder? Rabauken waren das!«, mischt sich die alte Dame sofort ein, als sie das Wort Scouts aufschnappt. »Taugenichtse in Uniform! Schläger und Raufbolde, die meisten von ihnen kleine Verbrecher!« Sie putzt kurz ihre Nase. »Aber die anderen, die nicht zur HJ wollten, die frei sein wollten, die gab es überall in Deutschland. Man hat sie fast vergessen. Zunächst hießen sie Navajos. Die Nazis haben sie so genannt, weil sie sich Indianernamen gegeben hatten.«

»Und das Edelweiß«, sage ich und zeige auf die riesigen weißen Blüten an der Wand. »Ist das nicht eine Blume aus den Bergen, aus Bayern? Meine Mutter hat so ein kleines Bild von ihrer Großmutter. Gibt es die hier überhaupt?«

Die alte Dame lacht kurz. »Sie haben recht, hier gibt es die eigentlich gar nicht. Edelweiß ist eine Alpenblume. Vor der Nazizeit, da gab es junge Menschen in ganz Deutschland, die sind gewandert, sind mit Gitarren übers Land gezogen, die trugen das Edelweiß als Zeichen ihrer Naturverbundenheit. Die wurden von den Nazis verboten, weil sie linke Lieder gesungen haben. Die Nazis haben sie irgendwann boshaft Edelweißpiraten genannt. Und sie haben sie verfolgt«, haucht sie leise und hält sich die Hand schräg vor den Mund, als würde sie etwas Verbotenes sagen. »Und schließlich, während der letzten Kriegsjahre, da haben sie sich sogar selbst so genannt, weil sie stolz auf ihren Widerstand waren.«

»Edelweißpiraten – was waren das für Leute?«, will Tamami wissen.

»Eine bunte Truppe. Junge Burschen, Lehrlinge, einfache Kinder. Mit Gitarre und Wanderrucksack sind sie raus aus der Stadt, haben Lagerfeuer gemacht und laut und ausgelassen über die Hitlerjugend gelästert. Furchtlose Starrköpfe, liebenswerte junge Pferde. Haben die alten Lieder gesungen, mit neuen Texten … *wo die Fahrtenmesser blitzen und die Hitlerjungen flitzen …*, ja, so und ähnlich ging das. Und sie haben sich köstlich amüsiert.«

Ich warte die Übersetzung ab. »Gehörten Sie denn dazu? Zu den Edelweißpiraten?«

»Bewundert habe ich sie. Und manchmal, da haben sie mich mitgenommen.« Ihre Augen werden feucht. »Sehen

Sie, das rechte Bild. Dort an der Wand.« Sie zeigt auf ein monumentales Werk, das sich rechts neben den großen Edelweißblüten befindet.

»Ein großes Schiff!«, sage ich.

»Ein großes Piratenschiff«, präzisiert Tamami und schreitet an dem Bild entlang.

»Ja«, seufzt die alte Dame. »Das Schiff der Edelweißpiraten. Sehen Sie die Blüte auf dem großen Segel? Und sehen Sie, wer dort oben auf dem Schiff mitfährt? Links, der Junge mit der Gitarre, dann einer, der einen Eimer ausschüttet, und rechts einer, der mit zwei Fingern ein V zeigt.«

»Das Victory-Zeichen für Sieg«, ergänzt Karl.

»Ja, Churchill hat es während des Krieges immer wieder gebraucht, um Hitler und die Nazis zu verspotten. Und einige bei den Edelweißpiraten haben das auch gemacht. Sehen Sie in die Gesichter der jungen Männer auf dem Schiff, sie scheinen zu lachen, zu singen und zu johlen, fröhliche Gesichter mit Mündern, Augen und Nasen. Und vor dem Schiff die Schergen, wie sie grau und ohne Gesichtszüge im Gleichschritt marschieren, man hört förmlich ihre Stiefel knallen. Von den fröhlichen Gesichtern an Bord des Schiffes über ihnen verhöhnt und verspottet.«

»Und das Mädchen, das auf der Strickleiter steht und durch das Fernglas schaut?«, fragt Tamami und zeigt auf die Figur in dem knallroten Kleid in der Mitte des Bildes.

Gerda Grebe holt tief Luft. Ihre Augen leuchten, als sie bescheiden einen Wunsch ausspricht: »Ach, ich wünschte, das könnte ich sein. Ich hatte ein solches Kleid. Feuerrot war es und wunderschön. Mein größter Besitz damals.«

Erstaunt frage ich: »Haben die Edelweißpiraten denn auch Mädchen zugelassen? Ich dachte …«

»Und ob. Das war ja das Schöne. Die Hitlerjugend, dieser Mob, bestand nur aus von ihm da, dem Rattenfänger, verführten Jungen«, sagt sie verächtlich und weist zitternd auf die Fratze am Fuß des Gemäldes, die wie der Teufel in Menschengestalt seinen Blick in unsere Augen zu bohren scheint.

Mir läuft ein Schauer über den Rücken, ich schüttele mich kurz, mache weitere Fotos.

»Mädchen und Jungen wurden bei den Nazis streng getrennt und mussten ganz andere Sachen machen. Im Bund Deutscher Mädel wurden sie so erzogen, wie es sich für echte Nazigören gehörte!«, zischt die alte Dame. »Die waren teilweise schlimmer als die Jungs. Gehetzt haben sie, geschrien, wenn man sich ihnen nur näherte. Widerliche Ziegen.« Sie macht eine Pause. »Die Edelweißpiraten aber, die haben Mädchen wie Jungen zugelassen. Es war ja kein richtiger Verband oder so. Es war ein lockerer Zusammenschluss von Gleichgesinnten. Aber im Geiste freier Gedanken. Man hat sich daran erkannt, dass man ein kleines Edelweiß unter dem Revers trug. Mit den Nazis wollten sie nichts am Hut haben, die Edelweißpiraten, auch wenn einige immer wieder übergelaufen sind. Die hatten dann einfach Angst.« Sie sieht uns nacheinander in die Augen. »Ach, Sie können das alles nicht verstehen, oder? Heute darf man alles sagen, aber damals …«

»Was haben sie denn gemacht, ich meine die Edelweißpiraten?«

»Sie zogen zusammen vor die Städte und fühlten sich frei, sangen und spotteten. Eine herrliche Zeit. Und manchmal, wenn ich mit ihnen zog, manchmal …«, sagt sie versonnen. »Aber leider gehörte ich nie richtig dazu. Vielleicht war ich noch zu jung, ich weiß nicht. Aber wenn ich mit ihnen unterwegs war, dann war ich so glücklich, es war meine schönste Zeit, bei den Edelweißpiraten.«

»Das hört sich wunderbar an«, bemerkt Tamami.

»Sie kleideten sich in Wandersachen, bunte Hemden, bunte Kleider, kurze Hosen. Und weiße Socken. Und daran haben sie sie erkannt, die Burschen von der HJ in ihren braunen Uniformhemden. Sie hatten vom Regime freie Hand bekommen den Edelweißpiraten gegenüber. Anfangs galten sie als lästig und aufsässig, und die HJ hat sie als Rivalen gesehen, als junge Hunde und Rebellen. Aber irgendwann, spätestens nachdem die Edelweißpiraten Flugblätter und Parolen verbreiteten, sahen sie sie nicht mehr als Rivalen, sondern als Feinde an, angestachelt von der Gestapo und SS.«

»Was denn für Parolen?«, fragte ich.

Sie runzelte sie Stirn. »Hmm, an eine kann ich mich erinnern. Warte mal. Ach ja. *So braun wie Scheiße, so braun ist Köln. Wacht endlich auf!* Genau so was haben sie geschrieben. Kannst du dir vorstellen, die halbe HJ war hinter den Edelweißpiraten her. Zum Überlaufen wollten sie die Jungs zwingen. Aber nix da. *Ihr könnt mich nicht, wenn ich nicht will!*, haben sie den Nazis entgegengespuckt.« Sie sah zu Boden. »Aber dann haben sie viele doch irgendwann erwischt, einen nach dem anderen.«

Karl übersetzt alles, so gut er kann. Die alte Dame macht einen erschöpften Eindruck, sodass Tamami fragt: »Möchten Sie eine Pause machen?«

Sie verneint. »Wollen Sie die Geschichte weiter hören?«

»Ja, unbedingt.«

Gerda Grebe schließt die Augen. Ihr Gesicht scheint sich zu glätten, als sie tief in ihrer Vergangenheit versinkt.

*

»Ein warmer Sommertag. Wir sitzen im Gras, essen Brote und singen ein paar Lieder. In der Mitte eine Feuerstelle. Es riecht nach Bratkartoffeln. Jetzt sehe ich sie vor mir. Sie kommen auf uns zu. In braunen Uniformen. Junge Gesichter, scharf geschnitten. Schlank, stark, im Gleichschritt. Ihre Mienen wie in Stein. Stöcke in der Hand. Sie schlagen auf die Burschen ein. Uns Mädchen tun sie erst mal nichts. Einige von den Jungs erwischt es hart. Zertrümmerte Nasen, blutende Arme, kaputte Gesichter. Schreie und Gerangel. Sie wehren sich. Eine wüste Schlägerei. Auch ich mittendrin. Ich schlage und trete um mich. Ich nehme die eiserne Pfanne vom Feuer und schlage zu. Dem HJ-Führer direkt über den Schädel. Er blutet stark. Entsetzt sieht er mich mit aufgerissenen Augen an und schreit wie ein Kleinkind. Quiekt und heult. Die anderen Nazis packen ihn, reißen ihn weg. Ich halte die Pfanne in der Hand wie das Schwert Excalibur. Sie laufen davon. Wir verlachen sie. Die anderen tragen mich auf Händen ums Lagerfeuer und um unsere Koten herum. Ich bin so glücklich. Wir feiern ausgelassen. Jemand lässt eine Flasche Kartoffelschnaps kreisen. Dann kommen sie wieder. Doppelt so viele wie vorher. Der HJ-Führer trägt einen Verband um den Kopf. Er peilt mich direkt an und schwingt seinen Stock. Der

Junge, den ich schon lange anhimmele, reißt mich zurück. Ein hübscher Bursche, vielleicht ein oder zwei Jahre älter als ich. Er schlägt dem HJ-Führer die Faust ins Gesicht, sodass dieser krachend zu Boden geht. Barthel, so heißt er, nimmt meine Hand. Wir laufen ein Stück zusammen, so schnell wir können. Barthel erzählt keuchend von einer neuen Gruppe. Hier in Ehrenfeld. Er sagt, ich solle mich in Sicherheit bringen. Ich rufe ihm nach, doch er winkt nur und läuft weiter.

Ich irre ein paar Stunden durch die zerbombte Stadt, laufe später zu Cilly, einer Freundin. Ich weiß, dass sie dieser Gruppe in Ehrenfeld hilft. Sie hat sich mit ihrem Anführer eingelassen. Er ist erst vor Kurzem aus dem KZ am Messegelände geflohen, sagt Cilly. Ihr Mann, auch Häftling wie er, hat ihn zu ihr geschickt. Bombenhans wird er von allen genannt. Weil er während seiner Gefangenschaft ein Entschärfungskommando anführen musste. Man erzählt sich, dass er sich rittlings auf eine Bombe gesetzt und sie dann mit einem Hammer und einem Meißel entschärft hat. Ein Teufelskerl. Plötzlich, als Cilly mir von ihm vorschwärmt, taucht er auf. Was für ein Bursche! Groß, dunkle Locken, stark wie ein Baum. Irgendwie sieht er gefährlich aus, und trotzdem ist er angenehm freundlich. Und dann – er hat den Barthel im Schlepptau. Mein Herz rast. Dieser wunderbare Junge, irgendwie das Gegenteil von diesem Haudegen Hans. Und doch entschlossen, an Hans' Seite zu kämpfen. Wie kann er sich mit dem einlassen? Ich bin wie erstarrt. Bis er, Barthel, mir zulächelt. Ich spüre die Wärme, wie sie mich alles andere vergessen lässt, zumindest für diesen Moment.«

*

Die alte Dame öffnet die Augen, sucht Zustimmung in Tamamis Blick. Tamami lächelt, fasst sie sanft bei der Schulter und nickt ihr auffordernd zu.

Gerda Grebe schließt erneut die Augen. Mir scheint es, als würde sie diese Geschichte in ihren Gedanken suchen müssen wie in der Grabesstille eines tiefen Sees.

*

»Sie kommen immer wieder, die Schergen. Sie marschieren an Cillys Haus vorbei. Der Bombenhans und die anderen, auch Barthel, richten in den Kellerräumen der zerstörten Häuser ein Lager und notdürftige Wohnungen ein. Alles wird gehortet. Sie begehen Einbrüche, bei denen die Jungs um den Bombenhans Lebensmittel, Waffen und sogar Sprengstoff erbeuten, mit dem sie beim Vorrücken der Front Eisenbahnlinien und Betriebe sabotieren wollen. Sie nehmen verfolgte Juden auf, versorgen entflohene Gefangene aus Polen und Russland und kümmern sich sogar um Deserteure aus der Hitlerjugend. Auch ein paar seltsame Gestalten sind dabei, über die der Bombenhans nichts erzählen möchte. Ich glaub, es sind Kriminelle. Ein bunt zusammengewürfelter Haufen. Aber es sind alles Leute, die mit ihnen eins gemeinsam haben, sie verachten die Nazis.

Der Bombenhans rastet oft aus. Ein gnadenloser Anführer und ein unberechenbarer Mann. Irgendwie auch größenwahnsinnig. Er schickt mich oft weg. Ich bekomme Angst vor ihm. Eifersüchtig ist er. Cilly kann sich kaum frei bewegen. Er kontrolliert sie ständig. Schießt sogar einmal auf sie. Die Kommunisten hat er vergrämt, sie ziehen sich aus der Gruppe zurück, weil sie fürchten, durch seinen Leichtsinn ans Messer geliefert zu werden. Ich will mit Barthel reden. Lass uns gehen, Barthel. Zusammen. Lass uns hier weg. Der Hans ist verrückt, sage ich. Er bringt uns noch ins Grab! Lass uns gehen, bitte!, flehe ich ihn an. Das ist doch egal, dann lieber der Hans als die Nazis, sagt der Barthel. Aber wenn er so weitermacht, dann finden sie euch alle!, schreie ich. Barthel winkt ab. Ich will Barthel zurückhalten, klammere mich an ihm fest. Nein, geh nicht mit Hans, bleib hier, bleib bei mir, mein Barthel. Bleib!, rufe ich verzweifelt. Aber Barthel folgt Hans, dem Draufgänger.

Immer wieder kommen sie, die Patrouillen. Heben einige der Kellerräume aus. Doch Cilly warnt die Jungs immer rechtzeitig, wenn sie im Keller sind. Doch irgendwann erwischen sie ein paar der Gruppe, auch Cilly und zwei Jüdinnen, die sie versteckt hat.

Der Bombenhans, der Barthel und weitere Jungs versuchen, die Cilly und die anderen zu befreien. Dabei erschießt der Bombenhans einen HJ-Streifenführer, ein paar Kopfschüsse. Sofort tot. Jetzt geht es ihnen an den Kragen. Sie fliehen, werden von der Polizei und den Nazis verfolgt und gejagt. Sie rauben und versorgen weiterhin ihre Schützlinge. In ihrer Bedrängnis und Verzweiflung trinken sie zu viel und schießen um sich. Irgendwann werden sie geschnappt. Ins Gefängnis gesteckt, Geständnisse erpresst. Geschlagen und gefoltert, was alles passiert! Und dann, am 10. November, da hat man sie aus ihren dreckigen Zellen hierher gezerrt. Da stehen sie. Vor dem johlenden Mob verrohter Kölner. Hier an dieser Stelle …«

*

Gerda Grebe öffnet ihre Augen. »Dort hinter euch«, sagt sie leise. »In der Schönsteinstraße. Dort hat die Cilly gewohnt. Und im Keller, da hatte sie die Jüdinnen und die anderen versteckt.«

Karl sieht unsicher auf, dann nach hinten und deutet auf das schäbige Haus, das schräg hinter uns liegt.

»Ich wohne immer noch hier in der Straße, Hausnummer 11.«

»Was ist passiert?«, frage ich.

»Barthel und die anderen haben es nicht geschafft.«

Die alte Dame erhebt sich erschöpft von ihrem Sitz. Tamami stützt sie. »Lasst uns dorthin gehen, zu dem Bild an der Seitenwand, seht ihr? Die Schriften.«

»They called them Edelweiss pirates their numbers were few, but where they bloomed, resistance grew«, liest Tamami mit belegter Stimme vor.

»Edelweißpiraten haben sie sich genannt. Wo diese Blume blühte, da war Widerstand«, zitiere ich den Text in deutscher Sprache.

»Edelweißpirate han se sich jenannt, wo dat Blömche jeblöht hät do wor Widerstand«, liest Karl von der Wand ab und sagt uns, dass sei der einheimische deutsche Dialekt. »Kölsch heißt das, wie das Bier.«

Tamami versucht, die Anzahl der verschiedenen Sprachen zu zählen, in denen dieser Vers hier niedergeschrieben ist. »Viele Sprachen.«

»19 Sprachen«, sagt Gerda Grebe müde. »Aber sehen Sie her, hier neben den Versen, der Gefangene hinter Gittern, der seine Überzeugung und Hoffnung fest in Form einer Gitarre in der Hand hält. Dahinter der Wecker, das rote Ziffernblatt, die Jahreszahl 1944.« Sie stöhnt. »Und die scheinbar offene Tür in der Wand, durch die man nur die Stille um die drei Männer sehen kann, die am Halse aufgehängt sind. Einer der drei … ist mein Barthel. Ich erkenne ihn. 16 Jahr alt war er, als sie ihn genau hier aufgehängt haben, zusammen mit zwölf anderen Männern.«

»Was, hier?«, entfuhr es Tamami.

»Genau hier. Ich weiß es wie heute. Dort hat der Barthel gehangen, an einem schnell zusammengezimmerten Galgen. Zappeln lassen haben sie ihn. Neben all den anderen Kämpfern. Auch der Bombenhans war dabei. Darunter ein paar, die fast noch Kinder waren. Kein Gericht der Welt hätte diese Jungs zum Tode verurteilt. Man hat sie einfach ohne Prozess kalt ermordet. Vor Hunderten johlenden Eiferern. Hier in Ehrenfeld am Bahnbogen. *So braun wie Scheiße …*«

Ich trau mich kaum, die Frage zu stellen. »Waren … Sie dabei?«

Die alte Dame strauchelt, aber Karl und ich fangen sie auf und begleiteten sie zurück zu ihrem Sitz. Sie nickt und sieht beschämt zu Boden. »Ja, das war ich. 15 Jahre war ich damals alt. Nichts haben wir machen können, nur zusehen, wie die Henker ihr Werk vollzogen haben. Ich schäme mich zutiefst dafür. Zugesehen habe ich.« Sie seufzt. Dann richtet sie ihren Oberkörper auf. »Wissen Sie, ich habe ihn wirklich gemocht, den Barthel. Er war ein starker Junge. Hier lag damals alles in Schutt und Asche. Alles war zerbombt. Wir hatten nichts mehr außer unserer Kleidung und unserer Haut. Und er hat anderen geholfen, wo niemand mehr helfen wollte und konnte. Der Barthel hat einfach angepackt. Bartholomäus Schink, ich hab ihn immer geliebt, über all die Jahre.« Sie schniefte in ihr Taschentuch.

»Moment«, sagt Tamami. »Bartholomäus Schink? Die Straße …? Da sind wir doch entlang …«

»Ja«, sagt Karl. »Mittlerweile haben sie in Köln diese Straße nach ihm benannt.«

»Sie hätten die Hohe Straße nach ihm benennen sollen«, sagt die alte Dame leise. »Nicht diese Straße hier, an diesem trostlosen Bahndamm. Kaum jemand nimmt Notiz davon.«

»Doch«, sage ich, »wir. Wir haben Notiz davon genommen. Wir haben die Straße und dieses Kunstwerk gesehen, Gerda.«

»Das ist mir geblieben.« Verschämt schlägt sie den Aufschlag ihres Mantels zurück. Dort trägt sie ein kleines Edelweiß, das aus Horn geschnitzt ist.

»Ein Edelweiß«, sagt Tamami. »Das Erkennungszeichen. Wunderschön.«

»Ich trage es seit 1944«, sagt die alte Dame. »Der Barthel hat es mir damals gegeben, kurz bevor er verhaftet wurde. Ich sollte es verstecken und für ihn aufbewahren. Er hatte Angst, dass man es bei ihm sieht, wenn man ihn erwischen würde«, fügt sie traurig hinzu. Sie schaut in ihre Handtasche, zieht eine Geldbörse heraus und holt ein leicht zerknittertes Foto hervor. »Das«, sagt sie leise, fast verschwörerisch, »habe ich immer dabei. Das Original klebt in meinem Fotoalbum«, fügt sie lächelnd hinzu. Mit zitternder Hand zeigt sie Tamami und mir das Foto. Es zeigt den Barthel, wie er stolz das Edelweiß trägt. »Heute trage ich das Edelweiß, zum Andenken an ihn, an Barthel, den sie hier aufgehängt haben.«

Wortlos stehen wir neben der alten Dame, sehen uns das Foto an. Sie steckt es in ihre Manteltasche und sieht hinüber zur Wand. Gemeinsam starren wir erneut auf das

Wandbild mit dem Piratenschiff. »Dort, auf der Mauer, dort marschieren sie wieder, sehen Sie? Sie marschieren, im Gleichschritt. In den Köpfen marschieren sie wieder. Kalt und unerbittlich. Erst leise, dann werden sie lauter. Hören Sie?«

Ich glaube nun selbst fast, das Aufschlagen der Stiefel und das Schreien von namenlosen Stimmen hören zu können. Ein Schauer überzieht meinen Rücken.

Die alte Dame erhebt sich. »Danke«, sagt sie leise.

»Wofür danke?«, fragt Tamami.

»Wissen Sie, ich habe oft mit Freundinnen darüber geredet, sie sind nun alle tot. Aber völlig Fremden habe ich meine Geschichte noch nie erzählt. Es ist gut, dass ich sie nun an junge Leuten weitergeben kann. Wir Alten sind bald weg. Und ich möchte nicht, dass meine Geschichte mit mir stirbt. Ich habe das Gefühl, bei Ihnen ist sie in guten Händen.«

Tamami nimmt sie in den Arm, drückt sie fest an sich und lässt sie für Sekunden nicht los. Auch ich nehme sie kurz in die Arme und spüre ihre zähe Kraft, die in ihrer Erinnerung erwacht zu sein scheint.

Regungslos steht sie da, und ich glaube, sie staunt über uns, die beiden Fremden, ebenso wie über sich selbst.

»Ich denke, ich kann es ihm jetzt zurückgeben«, sagt sie.

»Was meinen Sie?«, fragt Karl.

»Komm, hilf mir, begleite mich ein Stück. Und bring mir bitte das rote Band von dem welken Blumenstrauß mit.« Sie zeigt kurz auf den Sockel unter der Gedenktafel.

Unsicher und wackelig geht sie ein Stück die Straße

entlang. Karl holt das Band und läuft zu ihr hin. »Ihr … äh … Wagen?«

»Den brauche ich erst später wieder. Jetzt gehe ich ohne.«

»Was macht sie?«, frage ich Tamami irritiert.

»Sie schließt Frieden mit ihrer Vergangenheit«, sagt Tamami leise.

Langsam gehen wir hinter ihr her, hinüber zur Straßenecke, zu dem weißen Straßenschild mit dem Namen Bartholomäus-Schink-Straße. Mit zitterigen Händen holt sie das Foto aus ihrem Mantel hervor, kramt eine Nagelfeile aus ihrer Handtasche, macht an einer Ecke ein kleines Loch hinein und schiebt das rote Bändchen hindurch. Dann sagt sie zu Karl: »Mein Junge, auch wenn es dir dumm vorkommt. Aber bitte, heb mich ein Stück hoch.«

Karl sieht sie verwundert an, bückt sich und umschlingt ihre Beine, sodass sie sich halbwegs auf seine Schulter setzen kann. Vorsichtig erhebt er sich mit ihr.

Ich schieße ein paar Fotos.

Mit einer Hand hält sie sich an dem Pfosten des Straßenschilds fest. Unsicher und wackelig bindet sie das Foto, das Barthel stolz mit dem leuchtenden Edelweiß zeigt, an dem Schild fest, das seinen Namen trägt. »Das bist du, Bartholomäus Schink«, sagt sie leise. »Du warst einer der Helden, die Köln damals gebraucht hat.«

Stolz wendet sie ihren Kopf zu Karl und sagt: »Und nun, mein Junge, nun kannst du mich wieder runterlassen.«

Als sie wieder vor uns steht, sagt Tamami: »Gerda?«

»Ja?«, fragt die alte Dame unsicher.

»Sicher hat der Künstler an Sie gedacht«, stellt Tamami fest.

»Was meinen Sie?«

»Als er das Mädchen mit dem roten Kleid gemalt hat.«

*

Es klingelt. Die alte Dame schleppt sich zur Tür. Sie öffnet vorsichtig einen Spalt weit. Ein Paketbote. Sie stutzt.

»Ein Päckchen für Sie«, ruft er. »Aus New York!« In seiner tiefen Stimme schwingen Heiterkeit und Bewunderung mit. »Haben Sie Verwandte in Amerika?«, scherzt er und lächelt.

Die alte Dame ist irritiert. »Nein, ich weiß auch nicht …«

Der Bote gibt ihr ein längliches Päckchen und hält ihr ein Gerät mit einem kleinen Bildschirm hin, auf dem sie mit einem Plastikstift unterschreiben soll.

Sie unterzeichnet und zieht sich mit dem Päckchen in die Wohnung zurück. Es ist leicht. Was kann das sein? Zitternd öffnet sie es. Eine Zeitung. Wer schickt ihr eine Zeitung? Eine Ausgabe der New York Times. Vorne drauf ein Post-it-Zettel. »Siehe Seite 17. Mit freundlichem Gruß, John u. Tamami. P.S.: Das asiatische Restaurant haben wir auch noch gefunden. Das Essen war nicht annähernd so gut wie *Himmel un Ääd*.«

Sie schlägt die Zeitung auf. Seite 17. Drei Bilder. Einmal das Graffiti mit den Versen, dem Gefangenen und den drei Gehängten. Daneben das Piratenschiff. Und dann ein drittes Bild, größer, ein Schnappschuss, etwas verwackelt. Sie sitzt auf Karls Schulter und hält das Foto an dem roten Bändchen in der Hand. Und darunter steht: *New York*. Die Leser der New York Times haben gewählt: Das Kunstfoto des Jahres wurde in Cologne,

Germany, gemacht. Der glückliche Fotograf John Bruckheimer, Assistent der Kuratorin des »Museum of Modern Art«, berichtet: »Wir haben eine faszinierende Kunstmesse in Cologne erlebt. Das schönste Kunstwerk und das zärtlichste Happening aber ist uns auf der Straße begegnet. Eine alte Dame, getragen von den Schultern eines jungen Mannes, bindet ein Foto mit einer Blume an ein Straßenschild. Die Geschichte hinter dieser strahlenden Blüte wird nicht vergessen werden.«

*

Der Text auf der Gedenktafel am Ehrenfelder Bahnbogen lautet:

»Hier wurden am 25.10.1944 elf vom NS-Regime zur Zwangsarbeit nach Deutschland verschleppte Bürger Polens und der UdSSR und am 10.11.1944 13 Deutsche – unter ihnen jugendliche Edelweißpiraten aus Ehrenfeld sowie andere Kämpfer gegen Krieg und Terror – ohne Gerichtsurteil öffentlich durch Gestapo und SS gehenkt.«

1984 wurden Bartholomäus Schink posthum und weitere noch lebende Edelweißpiraten in der Holocaust-Gedenkstätte Yad Vashem *in Jerusalem als »Gerechte unter den Völkern« geehrt.*

10 DIE SACHE

VON MICHAELA GRÜNIG

Die Stadt Köln und die Kölner lieben ihre Pänz, deshalb gibt es in den Parks einige großartig ausgestattete Abenteuerspielplätze. Doch manche der kleineren Kinderspielplätze in den Veedeln verwahrlosen. Alkohol und Drogen werden dort konsumiert, gefährdender Müll abgeladen. Trotzdem sind das nicht die schlimmsten Gefahren, die dort auf die Kleinen lauern. Die meisten Kölner erinnern sich noch mit Schrecken an die Entführung eines achtjährigen Mädchens in Rodenkirchen. Das war 1981, doch auch heute sitzt manchen Eltern die Angst im Nacken – selbst auf einem harmlosen, sonnenbeschienenen Spielplatz in Zollstock.*

*

1. DIE SACHE

Es war still in der Küche. So still, dass man das leise Ticken der Wanduhr hören konnte. Der alte Mann fal-

* Pänz: Kölner Sprachgebrauch für Kinder.

tete umständlich die Zeitung zusammen, die er am blank polierten Küchentisch gelesen hatte. Es war 11 Uhr. Zeit für seinen Morgenspaziergang. Schwerfällig erhob er sich, nahm die leer getrunkene Teetasse und stellte sie in der Spüle ab. Im Flur setzte er den blau-karierten Hut aufs kahle Haupt und schlüpfte steif in seine Windjacke. Zweimal vergewisserte er sich, dass er tatsächlich den Gashahn zugedreht hatte. Er steckte Hausschlüssel und Geldbörse in die Brusttasche der Jacke und zog den Reißverschluss gut zu. Dann erst marschierte er durchs Treppenhaus auf die Straße. Dort angekommen, hielt er inne. Wohin sollte er gehen? Welche der verschiedenen Spazierrunden war für das heutige Wetter die richtige? In solchen Augenblicken vermisste er Magda am meisten. Sie war so überaus pragmatisch gewesen. Hatte niemals an ihren Entscheidungen gezweifelt. Einmal gen Himmel geschaut und sie hätte gesagt, »Heute bleibt es trocken. Wir fahren mit der KVB an den Rhein und wandern in den Auen.« Die Schuhe wären sauber geblieben und man hätte die frische Wiesenluft genießen können. Unsicher betrachtete der alte Mann den grauen, wolkenverhangenen Himmel. Nein, besser nichts riskieren. Er richtete auch nicht so viel mit dem Wischmopp aus und wollte auf keinen Fall dreckige Schuhspuren im Treppenhaus hinterlassen. Die Nachbarn beschwerten sich dann wieder beim Hausmeister. Nein. Besser, er ging durch den Ort.

Magda war ihm eine gute Ehefrau gewesen, dachte der Mann, als er an der neuen, für seinen Geschmack viel zu modernen Kirche vorbeiwanderte. Besonders damals. Als er wegen *der Sache* mit erst 52 Jahren frühpensioniert wurde. Ja, sie hatte immer zu ihm gehalten, auch in dieser schweren Zeit. Es war bestimmt nicht leicht für sie gewesen. Das ganze Gerede. Die anonymen Drohbriefe. Die unzähligen Telefonanrufe, bei denen sie beide, insofern sie denn abnahmen, aufs Wüsteste beschimpft wurden. Magda und er hatten trotzdem versucht so weiterzuleben, als wäre nichts geschehen. Ihm lief ein Schauer über den Rücken. Er zwang sich, an etwas anderes zu denken.

Magda lag schon seit einem halben Jahr unter der Erde. War einfach im Wohnzimmer umgekippt. Mit nur 73 Jahren. Sie hatte die neuen Likörgläser, die sie sich gegenseitig zu Weihnachten geschenkt hatten, in den Wandschrank einräumen wollen und war einfach umgefallen. Auf den Boden, neben seinen Fernsehsessel.

»Hirnschlag«, sagte der Arzt, den man gerufen hatte. »Sie hat nicht leiden müssen«, tröstete er ihn. »Ein schöner Tod.« In den ersten zwei Wochen nach Magdas Ableben hatte ihre Schwester Maria ihm geholfen. Sie organisierte die stille, kleine Beerdigung und absolvierte sämtliche Behördengänge. Er war dazu nicht in der Lage gewesen. Dann war Maria wieder zu ihrer Familie nach Nürnberg gefahren.

»Ruf an, wenn du Hilfe brauchst«, sagte sie zum Abschied. Aber sie sah ihm dabei nicht in die Augen und er wusste, dass es nicht ernst gemeint war. Sie hatte ihre Pflicht gegenüber ihrer Schwester getan und wollte nun nichts mehr mit ihm zu tun haben.

Sein Weg führte ihn an dem viel zu großen Lidl-Supermarkt auf der Raderberger Straße vorbei, in dessen Geflecht von Gängen er sich immer wieder verlief, wenn er eine Dose Eintopf suchte. Er war kein großer Koch. Spiegeleier mit Tiefkühlspinat gab es seit Magdas Tod dreimal in der Woche. Manchmal versuchte er sich an Nudeln, aber das ging meistens schief. Viel zu pappig. Ja, auch hier vermisste er sie schmerzlich. Ihre Kohlrouladen waren ein Gedicht gewesen. Und der Schweinebraten mit Knödeln. Ihm lief schon das Wasser im Mund zusammen, wenn er nur daran dachte. Es stimmte, was der Volksmund sagte: Essen und Trinken hielten tatsächlich Leib und Seele zusammen. Auch damals nach der Sache, wo er eigentlich gar keinen Appetit mehr gehabt hatte. Magda hatte auf regelmäßigen Essenszeiten bestanden. Und wenn er dann vor ihrer deftigen Hausmannskost saß, aß er, weil er es nicht ertrug, dass das gute Essen umkam. Schließlich war er Kriegskind, und man brachte ihm frühzeitig bei, dass man Essen nicht verschwendet.

Der alte Mann schwenkte nun wie gewohnt in eine kleine Seitenstraße ein. Doch plötzlich blieb er irritiert stehen und starrte auf den Bürgersteig vor sich. Eine Baustelle. Die Stadt verlegte neue Abwasserrohre. Sein bewährter Rundweg war versperrt. »Fußgänger benutzen bitte Durchgang Marienhof«, stand auf einem weißen Schild in roter Schrift. Was nun? Sollte er den gleichen Weg, den er gekommen war, zurückgehen? Oder tatsächlich den empfohlenen Umweg benutzen? Ausgerechnet die Marienhof-Straße! Die verlief doch genau parallel zum … Er dachte den Satz nicht zu Ende. Magda hatte immer darauf bestanden, dass er einen großen Bogen um diesen Ort machte. Unschlüssig blickte sich der alte Mann um. Er hatte keine rechte Lust umzukehren. Und seit der Sache waren mehr als 20 Jahre vergangen. Er hatte keine schlaflosen Nächte mehr. Das nervöse Zittern war auch weg. Was sollte schon passieren? Und auf einmal war er neugierig. Entschieden lenkte er seine Schritte Richtung Marienhof.

Das war sie, die von ihm und Magda so gemiedene Stelle. Der Spielplatz. Er sah sich um. Die vormalige Ausstattung mit Rutsche, Schaukel und Sandkasten war durch knallbunte Kletterwände und eine abenteuerliche Seilkonstruktion ergänzt worden. Eine Schar Kinder tobte lautstark über den sandigen Platz und spielte an den Geräten. Auf einmal rumorte es in seiner Magengrube. Ihm war speiübel. Er musste sich dringend hinsetzen, aber seine Beine verweigerten den Dienst. Erschöpft ließ er sich schließlich auf eine der Bänke nieder, die rings um den Spielplatz verteilt standen. Mit einer so starken Reaktion seines Körpers hatte er nicht gerechnet. Keuchend rang er um Luft. Er versuchte, seinen Blick auf dem grünen Busch neben der Bank ruhen zu lassen. Als sich nach einer kleinen Ewigkeit seine Atmung und sein Magen wieder beruhigt hatten, stand er auf und ging – ohne einen weiteren Blick auf den Spielplatz zu werfen – nach Hause.

*

Es waren einige Tage vergangen. Der alte Mann hatte wieder zu seinem gewohnten Rhythmus zurückgefunden: morgens aufstehen, einkaufen, frühstücken und Zeitung lesen. Spaziergang. Danach Mittagessen, Schach-Computer. Wieder Spaziergang. Mehr schlecht als recht Haushalt machen, vor dem Fernseher noch ein Schnittchen essen. Bett. Nachts schlief er traumlos. Trotzdem war es mit seiner früheren inneren Ruhe vorbei. Bei seinen Spaziergängen ertappte er sich auf neuen, unbekannten Wegen, die alle im immer engeren, konzentrischen Kreis um die Marienhof-Straße verliefen. Eine unsichtbare Macht schien ihn näher und näher zu dem für ihn so riskanten Spielplatz zu ziehen.

Statt früh schlafen zu gehen, zog er nun allabendlich ein leicht abgeschabtes Plastik-Fotoalbum aus dem Bücherregal. Dort hatte Magda die ganzen ausgeschnittenen Zeitungsartikel über die Sache eingeklebt. Genau so, wie der Psychiater es ihnen geraten hatte. Angespannt blätterte er durch die Seiten und las die reißerischen Überschriften, die fast alle lebenslange Haft für ihn forderten. Danach wischte er sich mit einem altmodischen Taschentuch die Schweißperlen von der Stirn.

Der alte Mann hatte nicht mehr mit der Möglichkeit eines Rückfalls gerechnet. Er fragte sich, ob er Doktor Heuser anrufen sollte. Der Psychiater war damals noch recht jung gewesen und praktizierte wahrscheinlich noch. Aber alle Telefonnummern waren immer von Magda verwaltet worden. Wie sollte er jetzt darankommen? Kurz überlegte er, zu dem neuen Arzt unten an der Ecke zu gehen. Aber dann verwarf er diese Idee. Dieser Allgemeinmediziner wusste doch nichts über ihn. Und das sollte besser so bleiben. Schließlich wurde auch er älter und würde einmal ärztliche Hilfe benötigen. Damals war er in vielen Geschäften und anderen Einrichtungen nicht mehr bedient worden. Sobald die Leute ihn erkannten, fing das Getuschel an, und ein paar Mal hatten ihn unfreundliche Geschäftsführer gebeten, auf der Stelle den Laden zu verlassen. Nicht auszudenken, wenn das jetzt wieder von vorne losging.

Er überlegte, ob er einen der Bekannten von früher anrufen sollte. Vor der Sache waren Magda und er aktive Mitglieder im Kegelklub am Gottesweg gewesen. Jeden Donnerstag hatte man sich getroffen und an den Wochenenden im Sommer zusammen gegrillt. Für ein paar Jahre war er sogar in den Vorstand gewählt worden. Aber nach der Sache hatten sich alle Freunde zurückgezogen. Besonders die mit Kindern. Er konnte das sogar verstehen. Wer weiß, wenn Magda und er Eltern gewesen wären, hätte er in der gleichen Situation vielleicht ähnlich gehandelt. Aber sie hatten keine Kinder gehabt. Nein, da war niemand, an den er sich wenden konnte. Trotzdem wurde der Wunsch, wieder zum Spielplatz zu gehen, mit jedem Tag stärker.

*

Eines Morgens stand er auf und wusste, dass er heute hingehen würde. Er putzte sich die Zähne mit einer lange vermissten Vorfreude. Auf die zweite Tasse Tee verzichtete er ebenso wie auf den geliebten Sportteil des Kölner Stadtanzeigers. Es war auch erst 10.30 Uhr, als er sich Hut und Jacke anzog und mit frischem Elan zur Haustür schritt. Draußen angekommen, marschierte er zügig los. Kurz vor der Marienhof-Straße beschlich ihn ein komisches Gefühl. Eine Art Kribbeln im Brustkorb. Er hielt an und dachte noch einmal kurz nach. Aber jetzt gab es kein Zurück mehr. Er wollte, nein, er musste zum Spielplatz.

Es waren viel mehr Kinder auf dem Platz, als er erwartet hatte. Unter ihnen auch einige größere, so um die neun bis zehn Jahre alt. Mehr Mädchen als Jungen. Warum waren sie nicht in der Schule? Er saß auf der gleichen Bank wie beim letzten Mal, aber diesmal hatte er seinen Körper im Griff. Nur sein Herz schlug ein bisschen schneller als sonst. Neben ihm hielten einige Mütter einen kleinen Plausch, während sie ihre Kinder beobachteten. Das Wort Osterferien fiel mehrmals. Aha, deshalb waren es so viele Kinder. Eine Viertelstunde später kam die Sonne zwischen den dicken Wolken zum Vorschein und wärmte ihm den Rücken. Er seufzte kurz auf. Es war so schön, hier zu sein.

Ein kleiner, vielleicht fünfjähriger Junge gefiel ihm besonders gut. Er hatte blondes, strubbeliges Haar und spielte ganz allein mit einem roten Matchbox-Auto. Anstatt das Auto mit Brummbrumm-Rufen wild durch den Sand zu zerren, wie es die meisten Kinder machten, schien dieser Knabe sich in Verkehrserziehung zu üben. Er hatte kleine Fahrwege in den Sand gegraben und dazu Ampeln aus Blättern und Reisig gebastelt. Während er das Auto davor zum Stehen brachte, sagte er: »Rote Ampel. Anhalten.« Bei Grün fuhr er wieder los. Dann rief er: »Blinker setzen nicht vergessen!« Oder auch »Erster Gang. Kupplung kommen lassen. Gas. Zweiter Gang.« Der alte Mann hätte ihm stundenlang zusehen können.

»Tobi!« Eine blonde Frau in Jeans und buntem Pulli schien *seinen* Jungen zu sich zu rufen. Wahrscheinlich hieß er also Tobias. Ein schöner Name. Besser als Kevin, Marlon und Lasse. Diese Namen waren im Laufe des Vormittags – er saß jetzt schon seit über zwei Stunden auf der Bank – von anderen Müttern gerufen worden. Die so angesprochenen Jungen waren daraufhin alle mehr oder weniger schnell zu ihren Müttern gerannt, aber Tobias schien in seiner eigenen Welt zu leben. Er kam nicht, obwohl seine Mutter noch ein paar Mal in immer höheren Tonlagen nach ihm rief. Schließlich stapfte sie wütend in den Sand und zog den Jungen unsanft am Oberarm zu einer Bank, auf der ein geflochtener Picknickkorb bereits aufgeklappt war.

»Jetzt komm endlich! Du musst was essen.« Tobias wehrte sich. Sein Matchbox-Auto war runtergefallen. Als er es aufheben wollte, ließ seine Mutter ihn nicht. Sie rubbelte seine kleinen Finger mit feuchten Tüchern sauber und drückte ihm ein Butterbrot in die Hand. Aber Tobias aß nicht. Er starrte nur unablässig auf das Auto im Sand.

Der alte Mann mochte solche Mütter nicht, die ihre Kinder anschrien und fest anfassten. Zu Kindern sollte man immer sanft sein. Er stand auf, bückte sich schwerfällig und hob das winzige Auto auf.

»Mama! Mein Auto!« Tobias wand sich im unnachgiebigen Griff seiner Mutter. Wortlos reichte ihm der alte Mann sein Spielzeug. Die Mutter schien erleichtert. »Danke!«, sagte sie mit einem Blick, der diesem einzigen Wort noch ein lautloses »Sonst hätte das kleine Monster gar keine Ruhe mehr gegeben!« hinterher schickte. Er nickte freundlich und setzte sich auf die Nachbarbank. Ein erster Kontakt war hergestellt. »Duuu?«, fragte Tobias ihn, nachdem er sein Butterbrot aufgegessen hatte.

»Ja, was möchtest du?«, fragte der alte Mann bedächtig, obwohl sein Herz raste.

»Warum ist die Sonne orange und nicht gelb, wenn sie untergeht?«

»Jetzt nerv den netten Herrn nicht und geh wieder spielen«, befahl seine Mutter streng.

Doch der alte Mann winkte ab. »Nein, nein. Das ist schon in Ordnung.« Er kratzte sich am Kinn, während er nachdachte. »Ich weiß es leider nicht«, sagte er schließlich.

Tobias sah enttäuscht aus. »Das hat doch mit dem Einfallwinkel des Sonnenlichts zu tun«, erklärte er unwirsch, bevor er wieder mit dem roten Auto zu seinem Verkehrsspiel rannte.

Seine Mutter blickte den alten Mann wie um Entschuldigung heischend an. Er lächelte zurück.

»Warum fragt er mich, wenn er es selbst weiß?«

»Tobi überprüft gern das Wissen seiner Mitmenschen.« Sie sah ihn mit einem leicht gequälten Blick an. »Er ist ein schwieriges Kind.«

»Ein besonderes Kind«, korrigierte der alte Mann. »Es ist doch schön, dass er so wissbegierig ist.«

»Schon, aber es ist auch extrem anstrengend. Ich bin noch dazu alleinerziehend, da …«

»… da kann einem so ein Junge schon mal über den Kopf wachsen«, sprach der alte Mann ihren Satz zu Ende und setzte hinzu: »Das kann ich gut verstehen.«

Die Mutter nickte.

»Sind Sie morgen wieder hier?«, fragte er.

»Wenn das Wetter schön ist, mit Sicherheit. Tobias braucht viel Bewegung.«

»Wie alt ist er denn?«

»Sechs. Aber er geht schon in die zweite Klasse. Sie haben ihn eine Klasse überspringen lassen, weil er sich im Unterricht so gelangweilt hat.«

»Das wundert mich nicht. Er ist ein aufgewecktes Kind.«

Tobias' Mutter stöhnte kurz auf. »Ja, das stimmt. Er liest für sein Leben gern. Und keine Kinderbücher. Immer nur über so komische Sachen wie Aerodynamik und Physik.«

»Er scheint wirklich begabt zu sein. Ich werde mal nachsehen, ob ich bei mir zu Hause nicht noch ein interessantes Buch für Tobias habe«, sagte der Mann.

»Oh, das wäre toll. Schließlich kann ich ihm nicht jeden Tag ein neues kaufen.« Die Mutter sah zum ersten Mal zufrieden aus und bemerkte nicht, dass dem alten Herrn bei dem Ausdruck »für sein Leben gern« schon wieder ein eiskalter Schauer über den Rücken gejagt war.

*

Am nächsten Tag ging der alte Mann noch ein wenig früher aus dem Haus. Er hatte eine Plastiktüte mit drei dicken Büchern dabei. Natürlich hatte er sie extra gekauft. Magda und er waren beide keine großartigen Leser. Außer dem abgeschabten Plastikordner befanden sich nur wenige Schmöker in seinem Regal. Ein Bildband über das Rheinland, den er mal geschenkt bekommen hatte, und einige zum Teil noch ungelesene Taschenbücher. Krimis und so. Nein, nichts für Tobias. Also war er gestern Nachmittag zu »Bücher Weyer« am Höninger Weg gegangen und hatte von seiner bescheidenen Rente drei teure Bücher für insgesamt 78 Euro gekauft. Ein Buch enthielt physikalische Versuchsbeschreibungen für Kinder ab zwölf Jahren, eins war über Geografie, und das letzte war ein Bildband über Oldtimerautos. Schon während er zum Spielplatz marschierte, freute sich der alte Mann auf Tobias' Gesicht, wenn er ihm die Bücher überreichte.

»Die sind ja noch original verpackt!«, rief Tobias' Mutter, als ihr Sohn die drei Bücher entgegennahm. Oh weh, er hatte vergessen, die Plastikfolie abzumachen. »Meine Frau hat sie für unseren Neffen besorgt, aber der wollte sie nicht«, log der alte Mann geistesgegenwärtig.

»Ach, Sie sind verheiratet?«, fragte Tobias' Mutter.

»Ja«, sagte er.

Tobias' Mutter wirkte erleichtert. Die Menschen mochten keine alleinstehenden, alten Männer.

»Gefallen dir die Bücher?«, fragte der Mann Tobias, der bäuchlings auf der Bank liegend, bereits im Geografiebuch schmökerte. Er gab keine Antwort.

»Tobias! Der Herr hat dich etwas gefragt!« Ihre Stimme klang laut und ungehalten.

Verwirrt blickte Tobias auf. »Was?«

»Das heißt wie bitte, Tobi! Der Herr hat dich gefragt, ob dir die Bücher gefallen!«

»Ja«, sagte Tobias abwesend und blätterte eine Seite weiter. Der alte Mann war glücklich.

Den ganzen Vormittag verbrachte Tobias mit den Büchern. Mittags aß er wieder ein Butterbrot. Seine Mutter telefonierte viel auf ihrem Handy. Sie wirkte unruhig und fahrig. Der alte Mann lauschte interessiert. Offenbar ging es um Unterlagen, die unbedingt heute eingereicht werden mussten und noch nicht vollständig waren. Tobias' Mutter, die mehrfach betonte, dass sie für den heutigen Nachmittag leider keinen Babysitter hatte und schlecht mit Kind ins Büro kommen könne, schien in Teilzeit als Steuerfachangestellte zu arbeiten.

»Wenn Sie noch etwas zu erledigen haben, kann ich gern kurz auf Tobias aufpassen«, bot der Mann an, nachdem sie aufgelegt hatte. Ihm war bei diesen Worten zugleich heiß und kalt.

»Das würden Sie tun?«, fragte Tobias' Mutter, die gerade ihr Handy in der Handtasche verstaute. »Wartet denn niemand auf Sie zu Hause?«

Der alte Mann schüttelte den Kopf. »Meine Frau ist einkaufen. Ich habe Zeit.«

»Also, wenn das so ist …« Unschlüssig blickte die junge Frau auf Tobias. »Tobi? Macht es dir was aus, wenn Mami für eine Stunde ins Büro geht?«

Tobias reagierte nicht. Er las im Oldtimerbuch.

»Also, wenn es sowieso nur für eine Stunde ist, da sind Sie ja zurück, bevor ihm überhaupt auffällt, dass Sie weg waren«, versuchte der alte Mann, die Mutter zu überzeugen.

»Okay, wahrscheinlich haben Sie recht. Vielen Dank!« Sie blickte auf die Uhr. »Ich bin in genau einer Stunde wieder hier. Ich muss nur schnell …« Sie sprach nicht zu Ende, raffte ihre Sachen zusammen, drückte ihrem Sohn noch einen Kuss ins blonde Haar – und war dann weg.

Der alte Mann lehnte sich zurück und atmete aus, während er den schönen Jungen neben sich betrachtete. Sie hatte ihm tatsächlich ihr Kind anvertraut. Nach 20 Jahren hatte ihm wieder eine Mutter ihr Kind anvertraut. Er war von seinen Gefühlen völlig überwältigt. Mit Tränen in den Augen streckte er die Hand aus und strich Tobias übers Haar. Der Junge ließ es geschehen. Das Buch fesselte ihn zu sehr.

Die Stunde war schön, aber viel zu kurz. Bevor er sich versah, war Tobias' Mutter schon wieder da. Ihr Sohn hatte tatsächlich nicht ein einziges Mal von seinem Buch aufgesehen. Trotzdem war dem alten Mann fast schwindelig vor Glück.

»Vielen, vielen Dank«, sagte Tobias' Mutter, als sie sich wieder zu ihm setzte.

»Keine Ursache. Das mache ich gerne.«

»Sie sind ein Schatz.«

»Sie können jederzeit auf mich zählen. Ich habe viel Zeit und liebe Kinder über alles.«

Sie musterte ihn nachdenklich. »Meinen Sie das wirklich ernst? Wissen Sie, die Osterferien sind so lang und mein Chef … Also das würde mir echt unglaublich weiterhelfen.«

Er nickte bedächtig. »Natürlich passe ich auf Tobias auf. Es wäre mir eine Ehre. Wann soll ich denn wieder hier sein?«

»Es macht Ihnen gewiss nichts aus?«, fragte die junge Frau, aber sie zückte schon ihren Kalender.

»Nein, wirklich nicht.«

»Also morgen von zwei bis fünf Uhr wäre spitzenmäßig«, sagte sie.

»Gerne«, antwortete er. Doch es fiel ihm schwer, ruhig auf der Parkbank sitzen zu bleiben. Schon morgen!

*

Er hatte geduscht und sich schick gemacht. Den neuen Pullover angezogen. Den letzten, den Magda ihm noch gekauft hatte. Er saß bereits wartend auf der Parkbank, als Tobias und seine Mutter eintrudelten.

»Hallo! Vielen Dank, dass Sie so pünktlich sind«, lächelte sie und reichte ihm eine Visitenkarte. »Hier. Für den Fall, dass etwas passiert und Sie mich verständigen müssen.«

Er warf einen Blick auf das Stück Papier in seiner Hand. Ihr Name war Nora Kleefisch. Tobias Kleefisch also. »Machen Sie sich bitte keine Sorgen!«, beruhigte er sie. »Ich werde gut auf ihn aufpassen!«

Der Junge tobte bereits über den Spielplatz.

»Haben Sie ein Handy?«, fragte sie ihn.

»Nein, aber für den Fall der Fälle kann ich mir sicherlich eins von den anderen Müttern leihen. Bitte machen Sie sich keine Sorgen.«

»Und wie heißen Sie? Wir haben uns ja noch gar nicht vorgestellt.«

Der alte Mann war auf diese Frage vorbereitet. Er hatte die ganze Nacht darüber nachgedacht, sich aber letztendlich entschieden, Tobias' Mutter einen falschen Namen zu nennen. Er wollte nicht riskieren, dass sie seine Personalien aus der Zeitung kannte. Selbst wenn das noch so unwahrscheinlich war.

»Hans Klein. Angenehm«, sagte er und schüttelte die ihm angebotene Hand mit schlechtem Gewissen.

Die erste Stunde, nachdem sich Tobias' Mutter mit ein paar letzten Ermahnungen von ihrem Sohn verabschiedet hatte, verlief problemlos. Tobias spielte mit einem der drei neuen Matchboxautos, die ihm der alte Mann geschenkt hatte. Danach unterhielten sie sich über die unterschiedlichen Zeitzonen auf der Welt. Der Junge wollte wissen, wie man die Uhrzeit am Nordpol festlegte, wo all die verschiedenen Zeitzonen aufeinandertrafen. Doch der alte Mann kannte die Antwort leider nicht. Diesmal schien sich Tobias nicht an der Ignoranz seines Babysitters zu stören. Stattdessen vergnügte er sich weiter mit seinem Auto, während der Mann ihn und sein Umfeld aufmerksam beobachtete. Es war ein reges Kommen und Gehen. Neue Kinder stürmten mit Gebrüll auf den Spielplatz, während andere von ihren Erziehungsberechtigten zum Nachhausgehen überredet wurden. Dann sah der alte Mann auf die Uhr.

»Tobias! Kommst du bitte mal«, rief er, und wider Erwarten kam der Junge tatsächlich sofort angetrabt.

»Ich muss kurz in meine Wohnung gehen und kann dich hier nicht allein lassen. Kommst du bitte mit mir mit?«, fragte ihn der Mann.

Tobias zog einen Flunsch. »Och, ich spiele doch gerade so gut mit dem Auto.«

»Es ist nicht weit. Wir sind gleich wieder da«, sagte der Mann bestimmt. »Dann gebe ich dir auch die zwei anderen Autos, die ich dir vorhin geschenkt habe, und du kannst mit allen dreien spielen.«

»Okay.« Tobias sah immer noch nicht besonders glücklich aus, aber er folgte dem Mann, der Richtung Ausgang ging.

Jedes Mal, wenn sie eine Straße überquerten, nahm der alte Mann Tobias fürsorglich an die Hand. Und schließlich standen sie vor seinem Wohnhaus. Es war ihm egal, ob die Nachbarn ihn mit dem fremden Kind sahen. Es würde sowieso das letzte Mal sein. Die ganzen vorherigen Glücksgefühle waren wieder verschwunden und hatten Platz gemacht für all die anderen Erinnerungen, die er so lange verdrängt hatte. Er wusste, dass ein Rückfall unmittelbar bevorstand.

Bedächtig stieg er die Treppe hoch, während das Kind neben ihm her hüpfte. Er öffnete die Wohnungstür und hängte den Schlüssel an den Haken. »Willst du was trinken?«, fragte er Tobias, der etwas schüchtern neben der Eingangstür stand. Dann hastete der alte Mann weiter in die Küche. Gott sei Dank, er hatte also doch … In diesem Moment flog die nicht abgeschlossene Haustür mit einem riesigen Knall auf. Tobias' Mutter stürmte hinein, gefolgt von einem dicken, jungen Mann, der einen Baseballschläger in der Hand schwang.

»Sie Schwein! Sie dreckiges Schwein«, rief Nora Kleefisch und schloss weinend den verschreckten Tobias in ihre Arme. Der Dicke ging mit einem bedrohlichen Grinsen im schwabbeligen Gesicht näher auf den alten Mann zu. »So, du bist also so eine alte Drecksau, die sich an Kindern vergreift.« Er ließ den Baseballschläger fest auf seine freie Hand klatschen und sagte zu Nora: »Bring Tobi besser in die Küche. Er soll das hier nicht sehen.«

Der alte Mann stolperte rückwärts ins Wohnzimmer. Gebannt starrte er auf den Baseballschläger, der in immer kürzeren Abständen auf die Hand des Dicken sauste. Nora verschwand mit Tobias in der Küche und traf nur Sekunden später ebenfalls im Wohnzimmer ein. Wie eine wilde Furie stürzte sie sich auf den alten Mann. Ihre Stimme überschlug sich, als sie ihm ins Gesicht schrie. »Du hast wohl geglaubt, dass das Kind einer alleinerziehenden Mutter leichte Beute ist! Nicht wahr? Wie kannst du Tobi nur ohne meine Erlaubnis einfach so mit zu dir nach Hause nehmen? Denkst du, ich weiß nicht, was du Schlimmes mit ihm vorhattest? Mit meinem armen, schutzlosen Kind!« Er wich ihr aus und fiel rückwärts aufs Sofa.

»Ich wollte doch nur …«, stammelte er.

»Du wolltest dich an meinem Sohn vergreifen, du miese Ratte!«, kreischte Nora wie von Sinnen. »Hast du perverses Schwein echt gedacht, ich lasse ihn ohne jede Aufsicht mit einem unbekannten Fremden allein? Hältst du mich für blöd?« Sie zeigte auf den Fettkloß im Türrahmen. »Klaus arbeitet als Hausmeister im Haus gegenüber vom Spielplatz und hat euch die ganze Zeit im Blick gehabt! Selbstverständlich hat er mich sofort verständigt und ist dir und Tobi gefolgt! Keine Chance für so verdammte Pädos wie dich!«

Der Hausmeister versperrte mit einem verzerrten Lächeln den Ausgang, aber der alte Mann dachte ohnehin nicht an Flucht.

»Ich wollte doch nur …«, versuchte er erneut, sich Gehör zu verschaffen, aber Nora ließ ihn nicht ausreden.

»Ich wollte doch nur, ich wollte doch nur«, äffte sie ihn nach. »Was? Perverse Fotos machen?« Sie blickte sich in dem dunklen, aber aufgeräumten Wohnzimmer um. »Die kannst du gleich noch machen, wenn wir dich und deine Bude hier zu Brei geschlagen haben. Leuten wie dir muss man eine Lektion erteilen. Gefängnis ist noch viel zu gut für euch!«

»… den Gashahn abdrehen. Ich habe vergessen, den …«, stotterte der alte Mann.

»Das kannst du deiner Oma erzählen, du Wichser!«, brüllte der beleibte Türwächter aggressiv. Nora ging währenddessen durch den Raum und stieß Lampen und Bilderrahmen vom Tisch, die mit einem lauten Krachen am Boden zerbarsten. Nun stand sie vor dem Bücherregal. »Du widerliches Stück Scheiße! Von wegen, ich hab' noch ein paar Bücher für Tobi im Regal!« Ihre Stimme triefte vor Hass. Sie zog das Plastikalbum aus dem Bücherschrank. »Na, was haben wir denn da!«, rief sie. »Sind hier deine kranken Bilder drin?« Sie schlug den Ordner auf.

Der alte Mann kannte die Zeitungsartikel auswendig. Jede Zeile. Er wusste, was Tobias' Mutter jetzt las, aber der Türsteher nicht.

»Eh, was ist los?«, wollte er von der plötzlich stillen Nora wissen. Aber sie antwortete nicht.

Tonlos flüsterte der alte Mann die Schlagzeilen über die Sache, die sein Leben zerstört hatte:

»Busunglück reißt 12 Kinder in den Tod! 8 Verletzte!«

»Fuhr Busfahrer zu schnell?«

»Busunglück durch menschliches Versagen?«

»War der Fahrer (hat überlebt!) abgelenkt?«

»Mahnwache für tote Kinder! Eltern fordern lebenslang für Busfahrer Wiesengruber!«

»Polizei verhindert Lynchjustiz an Busfahrer.«

»Warum hat ausgerechnet dieses Monster überlebt?«

»Prozessbeginn! Bekommt Busfahrer Erwin Wiesengruber nun seine gerechte Strafe?«

Die letzte Artikelüberschrift war nicht fett gedruckt und datierte ein Jahr später: »Busfahrer entlastet. Defekte Bremsleitung schuld an Unglück«.

Nora hielt das Album immer noch in Händen, als sie aufblickte und den alten Mann mit offenem Mund anstarrte.

»Jetzt sag doch verdammt noch mal endlich, was los ist!«, rief der Dicke und hieb mit dem Baseballschläger frustriert gegen den Türrahmen.

Leise schlug Tobias' Mutter das Album zu und stellte es zurück ins Regal. Ihre Wut schien verflogen. In ihren Augen spiegelten sich Schock und … Mitleid.

Erwin Wiesengruber bekam nichts davon mit. Der Rückfall war da. Er fühlte, wie sich der schier endlose Abgrund vor ihm auftat und sich ein schwerer, dunkler Nebel über seine Seele breitete. Die Depression hielt ihn fest in ihren gnadenlosen Klauen.

11 DER MESSIAS UND MARGALIT

VON LEON SACHS

Im Süden der Kölner Neustadt, zwischen Rathenauplatz und Hohenstaufenring, schlägt seit 1899 das Herz der Juden in der Domstadt. Was die Kölner Synagoge von allen anderen Gotteshäusern unterscheidet: Hier hatte Papst Benedikt XVI. als erstes Oberhaupt der katholischen Kirche eine deutsche Synagoge besucht und mit Rabbiner Netanel Teitelbaum zum gemeinsamen Kampf für Frieden zwischen den Weltreligionen aufgerufen. Das Bild ihres Handschlags ging um die Welt. Sein Geist weht noch heute durch die Gänge und Sitzreihen unterhalb der mächtigen Kuppel des Hauses.

*

Er lag nicht mehr dort.

Margalit Berg starrte auf das Grab ihres Mannes. Schüttelte den Kopf. Nein, dieses Grab war keine Ruhestätte mehr. Unter der Grasnarbe war es leer. Ihr David, das spürte sie, hatte diesen Ort verlassen.

Sie blickte sich um. Der jüdische Friedhof in Köln-Bocklemünd lag verwaist da. Kein Leben außer dem ihren. Nur Tote. Und die Erinnerungen an die Toten. Unbehagen stieg in ihr auf. Sie fror. Die letzten Blätter eines Kastanienbaumes fielen ihr lautlos, vom Herbstwind unsichtbar angeleitet, vor die Füße.

Kälte.

Nur Tote.

Bis auf David.

Margalit blickte wieder auf den Erdhaufen vor ihr. Noch gab es keinen Grabstein für ihren Mann. Der würde erst ein Jahr nach seinem Tod aufgestellt werden. Die Inschrift hatte sie aber immerhin schon bei einem Steinmetz in Auftrag gegeben.

»Der Geist des HERRN hat durch mich geredet, und sein Wort war auf meiner Zunge.«

Davids letzte Worte, zweites Buch Samuel.

Aber wofür einen Grabstein aufstellen, wenn die Leiche weg war?

Margalit konnte Davids Abwesenheit spüren. Ihr Mann hatte sich aus dem Staub gemacht, bevor er zu Staub hatte werden können. Obwohl es dazu doch gar nicht kommen durfte. Schließlich musste der Körper noch halbwegs intakt sein, damit die Seele etwas hatte, in das sie zurückkehren konnte. Konservierung war die halbe Miete in der prämessianischen Phase der Erlösung.

Margalit machte kehrt. Eine innere Unruhe folgte ihr in der Kälte über den Friedhof auf dem Weg zurück zu ihrem Auto. An der Trauerhalle lehnte der Friedhofswärter, doch sie würdigte ihn keines Blickes. Bei ihm hatte sie schon vorgesprochen. Er glaubte ihr nicht, dass das Grab leer sein sollte. Und auf ihre Fragen hatte er auch nicht antworten wollen. Sie solle in die Synagoge gehen. Der Rabbiner sei da besser im Thema.

Besser im Thema? Sie schnaufte verächtlich und schritt so kräftig aus, als sei der Teufel persönlich hinter ihr her.

Für einen kurzen Augenblick zögerte sie, sah sich um, kletterte dann aber schnell in ihren SUV. Eine kleine Person mochte sie sein, in rüstigem Alter noch dazu. Furcht aber, schalt sie sich, passte nicht zu ihr. Zumindest keine Furcht vor Luzifer. Die Juden, dachte Margalit, hatten auf Erden schon genügend Feinde. Da brauchten sie nicht auch noch einen gefallenen Engel, der als Höllenfürst sein Unwesen trieb. Wenn es Unheil zu verteilen gab, übernahm das Gott schon selbst.

Dennoch konnte sie es nicht leugnen. Sie erwartete fast, dass ihr etwas widerfuhr. Gerade hier, am Friedhof. Sie hatte die Gräber beobachtet, Inschriften gelesen, auf jedes noch so leise Geräusch geachtet.

Nun, da sie im Auto saß und in Richtung Synagoge fuhr, ließ dieses Gefühl nach. Dennoch glaubte sie, dass es jeden Augenblick so weit sein konnte. Der Moment, von dem sie nicht wusste, wie sie auf ihn reagieren würde. Auf den sie insgeheim schon seit Jahren wartete. Den sie sich herbeisehnte. Auf der Straße blickte sie immer wieder in den Rückspiegel. Doch wen glaubte sie zu sehen? Wie würde er sich ihr offenbaren? Sicher nicht als König der Straße im Berufsverkehr.

Sie parkte ihren Wagen am Rathenauplatz. Der Wind hatte Tempo aufgenommen, und als Margalit gerade die Roonstraße überqueren wollte, bog er unvermittelt um die Ecke und blies ihr mit durchdringender Wucht die ergrauten Haare ins Gesicht. Wollte er ihr damit etwas sagen? Sie warnen? Von dem Ort fernhalten, an dem sie nun nach Antworten suchen wollte? So schnell ihre Beine sie trugen, eilte Margalit die Stufen empor und öffnete die schwere Holzpforte zur Synagoge.

Hinter dem Sicherheitsglas an der Anmeldung saß

Benjamin. Ein junger Mann, den sie vor vielen Jahren wie einen zweiten Sohn betrachtet hatte. Bis sie gemerkt hatte, dass er ihrer Gesellschaft nicht würdig war, weil er sich heimlich über ihren Glauben lächerlich gemacht hatte. Jetzt lächelte er ihr knapp zu, hantierte dann aber hastig mit Papieren auf seinem Tisch. Sie wusste, dass er sie für meschugge hielt. Und er war damit nicht der Einzige. Doch Margalit hatte sich daran längst gewöhnt.

Wenn ihr Narren nur wüsstet, was ich weiß! Es wird passieren. Schon sehr bald.

Sie spürte Benjamins Blick im Rücken, als sie weiterging. Ein Gang lag vor ihr. Das Museum, wie es im Haus genannt wurde. Sage und schreibe sechs Vitrinen. Margalit lief an alten Schriftrollen, traditionellem Schmuck und einem deckenhohen Stadtplan Kölns vorbei. Das Klappern ihrer niedrigen Absätze auf dem Steinboden hallte von den Wänden wider. Vor der letzten Vitrine angekommen, zuckte sie zusammen.

Da stand er.

David.

Ihr Ehemann.

In einem Bilderrahmen. Das Foto zeigte ihn so, wie er einst gewesen war. In sich ruhend, gutmütig, willensstark. Neben dem Rahmen in der Vitrine lag ein blaugrau gestreiftes Wollhemd. Alt. Zerschlissen. Davids Geschichte. Als Jugendlicher hinter Stacheldraht. Als Toter hinter Glas in einer Vitrine.

Sie wollte gerade näher herantreten, als ein metallisches Scheppern das kleine Museum erfüllte. Margalit schrie auf.

Ein Mann in blutbefleckter Schürze steckte den Kopf aus einem Türrahmen. Fragte, ob alles okay sei.

Sie sah ihn atemlos an.

Er entschuldigte sich. Ihm sei eine Schüssel heruntergefallen. In der Küche gehe es gerade zu wie in Jaffa auf dem Basar. Eine Bar Mitzwa stehe an. Viel zu tun. Mazel tov.

Margalits Puls schlug ihr bis zum Hals. Sie musste zu ihm, musste den Rabbiner sprechen. Sofort. Die Sache duldete keinen Aufschub mehr.

Sie fand Rabbi Adam Brandt im großen, prachtvollen Gebetssaal. Wie ein Olivenbaum stand er vor ihr. Irgendwie zu kurz geraten, massig, gedrungen und mit viel zu viel Haar im Gesicht und auf dem Kopf. Die Lippen konnte sie kaum ausmachen, als er sie begrüßte. Da standen sie nun in der Synagoge, zwei einzelne Seelen in einem Raum für über Tausend Gläubige, unter einem riesigen Rundfenster aus Buntglas mit allzu christlichen Motiven.

»Was wäre, wenn David nicht mehr in seinem Grab läge?«, begann sie ohne Umschweife. Sie konnte ihre Stimme nur mit Mühe kontrollieren. »Bringt das alles durcheinander? Ich will doch, dass es ihm gut geht. Dass sein Körper bereit ist.«

»Margalit«, unterbrach der Rabbiner sie beschwichtigend. »Wovon redest du? David nicht in seinem Grab?«

»Es klingt verrückt, aber ich bin nicht verrückt. War heute noch einmal auf dem Friedhof. Er ist nicht mehr da. Deshalb musste ich zu dir kommen.«

»Was lässt dich denn glauben, er liege nicht mehr dort?«

Sie dachte nach. Er würde es nicht verstehen. Aber darum ging es ihr auch gar nicht. Sie wollte wissen, was aus ihrem David werden würde. Aus seiner Seele.

»Bist du zu mir gekommen«, lächelte Brandt sie vorsichtig an, »um zu fragen, ob wir nachsehen könnten?«

»Würdet ihr das tun?«

Langsam schüttelte der Olivenbaum seine Krone.

Margalit biss sich auf die Unterlippe. »Ich habe doch nur Angst.« Jetzt also doch. Ja, sie hatte Angst.

»Wovor denn?«

Wenn sie das nur wüsste. Sie schwieg.

»Moschiach?«, fragte er leise.

Sie schwieg weiter. Aber nach einem kurzen Moment des Zögerns nickte sie stumm.

»Es ist gut, dass du an ihn glaubst.«

»Aber was, wenn er kommt? Werde ich bereit sein? Wird David bereit sein? Was wird mit seiner Seele geschehen, wenn er nicht auf dem Friedhof liegt?«

»Du darfst nicht auf ihn warten, Margalit.«

»Was, wenn wir ihn nicht erkennen? Juden sind schon auf viele falsche Moschiachs hereingefallen. Warum sollten die Leichtgläubigen von heute irgendeinen lebenden Menschen als Erlöser ernst nehmen? Du weißt selbst, dass Jahr für Jahr Menschen in psychiatrische Anstalten geschickt werden, die behaupten, sie seien der wahre Messias.«

Der Rabbiner schmunzelte. »Du glaubst an den Moschiach, aber nicht daran, dass er die Macht haben wird, die Menschen von sich zu überzeugen?«

»Sie werden ihm glauben, wenn er die Toten zum Leben erweckt. Nicht wahr? So wie meinen David.«

Da war sie wieder, diese Skepsis in den Gesichtern der Menschen, wenn sie von ihrer Überzeugung sprach. Selbst beim Rabbiner. Wie konnte das sein? Wenn nicht er, wer konnte ihr sonst Mut zusprechen? Sie wusste, dass die Lehre des Maimonides nicht eindeutig war. Aber wie konnte der größte jüdische Philosoph eindeutig sein, wenn Gottes Werk und Wille in sich nicht eindeutig waren?

Jede Seele werde in demselben Körper wieder auferstehen, in dem sie gelebt hatte. Hatte ihr David nicht genau das versprochen? *Der Geist des HERRN hat durch mich geredet, und sein Wort war auf meiner Zunge.* Sie hatte ihm geglaubt. Jedes Wort. Sie glaubte ihm noch immer. Sie war seine Frau. Auch im Tode.

Seine Königin.

Da packte sie plötzlich eine ungeahnte, fremde Energie, die Kraft einer jüngeren Margalit. Sie riss sich vom Olivenbaum fort, fühlte, wie sich ihr Körper federleicht bewegte, wie sie auf die heilige Lade zuschwebte, auf den Toraschrank, in dem die Schriften hinter einem blauen Vorhang aus Samt auf ihre Offenbarung warteten. In ihren Gedanken öffneten sich lange verschlossene Räume, ließen Erinnerungen frei, ein Vermächtnis an sie selbst, an David, ihren Ehemann, an ihren ersten Sohn, den Gott ihnen noch vor seiner Geburt genommen hatte, an Salomon, ihren zweiten Sohn, aber auch an Rabbiner Brandt, die Gemeinde, die Welt. Die Wucht dieser befreienden und gleichzeitig unheimlichen Energie ließ Margalit erschaudern. Sie bekam eine Gänsehaut, spürte, wie sich sogar die flaumigen Härchen auf ihren Wangen aufrichteten, wie es in der Nase zu kribbeln begann, in den Ohren, wie sich ihre Kopfhaut unter der Explosion aller Nervenbahnen anspannte. Der große Saal begann sich über sie zu legen, wölbte sich kraftvoll, dehnte sich aus, ließ das Licht durch die Fenster in allen Farben funkelnd ins Innere der Synagoge einströmen. Margalits Augen wanderten wie von selbst über die Tafel mit den Zehn Geboten hin zur Bima, dem Tisch, von dem aus die Tora verlesen wurde. Die Erinnerungen kehrten zurück, die Bilder des Tages, der alles für sie verändert hatte.

Dort hatten sie gestanden.

Dort vor der Bima – Papst Benedikt XVI. und der alte Rabbiner Teitelbaum. Sie hatten sich die Hand gereicht, ewigen Frieden symbolisiert, die Erlösung. Das Ende allen Leids. Ein Zeitalter des inneren und äußeren Reichtums, der Schönheit.

Margalit war an diesem Tag in der Synagoge gewesen, hatte auf der Empore gestanden, an den Kameras vorbei nach unten geblickt. Stolz über den hohen Besuch aus dem Vatikan, aber noch stolzer über die Rede ihres Rabbiners. Worüber hatte Rebbe Teitelbaum doch gleich gesprochen? Über die fünf Säulen des Judentums.

Gott. Geschichte. Gaben. Gebet. Frieden.

Die fünf Säulen eines Glaubens.

Die fünf Finger einer Hand.

Und diese Hand reiche ich Ihnen als ein Symbol des Friedens des jüdischen Volkes für alle Völker auf dieser Welt.

Geweint hatte sie.

Hemmungslos.

An diesem Tage hatte Margalit gespürt, wie Gott zu ihr und den Menschen in der Synagoge gesprochen hatte. Durch den Papst und den Rabbiner hatte er sich ihnen offenbart. Seitdem trug Margalit seine Botschaft in sich: Das messianische Zeitalter würde kommen. Schon bald.

Sie hatte gebebt, die Energie des Moments in sich aufgesogen. Eine Energie, die nun zu ihr zurückgekehrt war, da sie ganz still da stand, unterhalb der großen Kuppel der Synagoge, und nach oben blickte.

Ich, Margalit.

Ich, die Frau Davids.

Ich, die Frau des Königs.

Sie schloss die Augen. Ihre Lippen bewegten sich wie von selbst.

»Und es begab sich, dass David um den Abend aufstand von seinem Lager und sich auf dem Dach des Königshauses erging; da sah er vom Dach aus eine Frau sich waschen; und die Frau war von sehr schöner Gestalt. Und David sandte hin und ließ nach der Frau fragen und sagte: Ist das nicht Margalit? Und David sandte Boten hin und ließ sie holen. Und als sie zu ihm kam, schlief er bei ihr. Und sie kehrte in ihr Haus zurück. Und die Frau ward schwanger.«

Ihre Worte fanden den Weg zurück zu ihr, von den Wänden, den Sitzen, den Fenstern, der Kuppel. Jeder Satz drang in sie ein, verfestigte sich in ihr.

Margalit öffnete ihre Augen, sah, dass Rabbiner Brandt zu ihr getreten war. Die Stirn in Falten gelegt, die Hände ineinander verschlungen.

»Das zweite Buch Samuel, Kapitel elf«, sagte er leise. »Du trägst es bei dir, in dein Herz memoriert. Es beeindruckt und besorgt mich gleichermaßen.«

Sie erwiderte seinen Blick, widerstand dem Reflex, ihm eine Hand auf seine Hände zu legen.

»König David?«, fragte er. »Seine Frau hieß Batseba. Aber das weißt du natürlich.«

Margalit lächelte. Sie hatte ihre Ruhe wiedergefunden. Hier in der Synagoge, an dem Ort, der sie einst beflügelt hatte. Sie wusste jetzt, dass sich alles fügen würde.

»Die Menschen reden über mich«, sagte sie. »Aber ich bin nicht verrückt, keine dieser meschuggenen alten Weiber.« Sie sah ihn eindringlich an. »Der Tod kann mir nichts anhaben. So, wie er David nichts anhaben konnte. Deswegen ist er nicht mehr auf dem Friedhof. Er wartet auf mich.«

Sie ließ Rabbi Brandt stehen und durchquerte den Gebetssaal ruhigen Schrittes. Im Vorraum hielt sie noch einmal inne, wandte ihren Kopf. Eingraviert auf einem Marmorstein an der Wand stand der Name ihres Mannes. Im Gedenken an seinen Tod. Daneben hing eine zweite Tafel. Sie war noch leer. Doch sie war bereits reserviert. Für sie. Für Margalit.

Sie würde leer bleiben, dachte sie. Für alle Zeit. Margalit hatte nicht vor zu sterben. Sie würde David wiedersehen. Oh ja! Aber nicht im Jenseits.

Die Synagoge kam ihr nun weniger unheimlich vor. Der beruhigende Duft der Kerzen. Die warme Atmosphäre, nicht mehr düster oder bedrohlich, mehr umarmend und friedlich. Hinter einer Säule hörte sie zwei Menschen flüstern. Sie sprachen Russisch, wie so viele hier in der Gemeinde. Kehlige Laute, die leise gesprochen noch geheimnisvoller klangen. Ein paar Brocken beherrschte sie, lauschte, lächelte. Margalit kannte die beiden. Jeschua, ein gutmütiger Mann mit großem Herz, an dem ihr David einen Narren gefressen hatte, und Levi, der Jeschua stets an den Lippen hing. Margalit wollte nicht stören. Sie hätte gerne gefragt, wie es ihnen ging. Doch dafür blieb Zeit. Viel Zeit. Unendlich viel Zeit.

Am Ausgang winkte sie Benjamin zu, doch der schien sie nicht bemerken zu wollen. Das machte ihr aber nichts mehr aus. Sie hatte gefunden, wonach sie gesucht hatte. Die Antworten, auf die sie gehofft hatte. Nicht vom Rabbiner, doch aber von der Synagoge selbst.

Zufrieden und beinahe leichtfüßig stieg Margalit die Stufen zum Ausgang hinab. Als sie den Bürgersteig erreichte, wäre sie um ein Haar mit zwei Gestalten zusammengestoßen. Gerade noch hielt sie sich aufrecht, stolperte, fiel aber nicht, stöhnte auf, stützte sich aber im letzten Moment an der Mauer der Synagoge ab. Sie drehte sich um, wollte die beiden Typen zur Rede stellen. Doch diese hatten sie offenbar gar nicht beachtet und waren einfach weitergezogen. Margalit wollte ihnen etwas nachrufen, sah aber ein, dass es zwecklos war. Der eine Mann trug einen schlecht sitzenden karierten Anzug. Sein Begleiter, ein Hüne, steckte im Kostüm einer schwarzen Katze. Gemeinsam sangen sie kölsche Lieder und schwangen Bierflaschen.

Wenn es einen Teufel gab, dachte Margalit, dann war es der Karneval.

Sie riss sich zusammen, doch der Schreck über diese Begegnung ging ihr unter die Haut. Behutsam, fast übervorsichtig ging sie die letzten Meter zu ihrem Auto. Das Gefühl, dass jemand hinter ihr her war, war zurückgekehrt. Bang ums Herz fuhr sie in ihre Wohnung.

Rabbiner Adam Brandt betrachtete den Telefonhörer noch einen Moment, ehe er ihn zurück auf die Gabel legte. Er mochte das alte Gerät, das er in seiner bescheidenen Wohnung in der Synagoge benutzte. Doch jetzt nahm er einen Hut und legte ihn auf das Telefon, ganz so, als könne er die schlechte Nachricht darunter verbergen.

Margalit Berg war tot.

Er hatte befürchtet, dass ihr etwas zugestoßen war. Mehrere Tage hatte er sie nicht mehr in der Synagoge gesehen. Nicht bei öffentlichen Veranstaltungen, nicht beim Gottesdienst, auch nicht bei der Bar Mitzwa. Das war ungewöhnlich gewesen, und er hatte ihren Sohn Salomon kontaktiert. Glücklicherweise war dieser gerade aus Israel zu Besuch gekommen und sofort zu seiner Mutter gefahren. Als er nun angerufen hatte, hatte Brandt sofort gewusst, was geschehen war.

Der Rabbiner entschied, persönlich hinzufahren. Salomon hatte ihn explizit darum gebeten.

»Sie sollten sich etwas ansehen«, hatte er gesagt.

15 Minuten später stand Brandt in einem Wohnzimmer, in dem er schon so häufig gesessen hatte. Viele Male hatte er Margalit und David besucht. Das letzte Mal, unmittelbar nach Davids Tod, war hier jedoch noch alles anders gewesen. Ein Sofa, ein großes Bücherregal, viele Bilder der Familie an den Wänden, eine cremefarbene Tapete, helle Farben. Nun blickte er auf eine gänzlich andere Szenerie.

Adam Brandt stand neben Salomon Berg im Türrahmen und blickte in ein holzvertäfeltes Zimmer. Nicht nur die Wände, auch die Decke und der Boden. Der Rabbiner war kein Schreiner, aber er hätte wetten können, dass es Zedernholz war. Ein Zimmer aus Zedernholz.

Doch die Verkleidung des Raumes fungierte nur als Rahmen eines außergewöhnlichen Bildes, das Brandt vor sich sah. Margalit Berg saß in einem Sessel. Ihre Augen waren geschlossen. Sie trug ein schlichtes, schwarzes Kleid. Ihre grauen Haare fielen ihr matt in die Stirn. Ihre Arme ruhten auf den Lehnen des Sessels. Ihre beringten Finger hingen schlaff herab. Neben ihr stand eine Chaiselongue in samtigem Rot mit goldenen Stickereien. Auf dem Ruhebett lag eine zweite Leiche.

David Berg.

Langsam schritt Rabbiner Brandt in den Raum hinein. Auf einem kleinen Esstisch lagen mehrere Bücher aufgeschlagen. Er aber betrachtete nur die beiden Körper.

Im Tode vereint.

Nicht das, was du dir erhofft hattest, nicht wahr, Margalit?

Brandt betrachtete die alte Dame, die er über die letzten Jahre gut kennengelernt hatte. Irgendetwas an ihr störte ihn. Etwas stimmte nicht. Er brauchte einige Sekunden, ehe es ihm bewusst wurde. Ihr Gesichtsausdruck. Angst. Unruhe. Panik fast. Die Augen waren fest verschlossen, und doch hatte der Rabbiner das Gefühl, dass sich der Geist noch nicht gänzlich vom Körper gelöst hatte, als klammere sich ein Teil von ihr noch an das Leben, obwohl dieses den Körper bereits verlassen hatte.

Brandt wusste nicht, woher der Gedanke kam, aber vor seinem inneren Auge tauchte ein Zitat auf. Aus einem gänzlich weltlichen Werk. Wie hatte Goethe Mephisto sagen lassen? *Den Teufel spürt das Völkchen nie, und wenn er es beim Kragen hätte.*

Nun, da Brandt in Margalits Gesicht blickte, schien es, als habe sie das Böse sehr wohl gespürt. Als habe sie sich dagegen gewehrt, als habe sie nicht gehen wollen.

Sein Blick fiel auf David. Margalit hatte die Wahrheit gesagt: David hatte nicht mehr in seinem Grab gelegen. Aber wie war er hierhergekommen? Hatte Margalit ihn ausheben und zu sich bringen lassen? Oder hatte jemand ihn hierhergebracht, um ihr einen Schock zu versetzen, von dem sie sich nicht wieder erholt hatte? Brandt konnte sich nicht vorstellen, wie Margalit es hätte anstellen können, ihren David zu exhumieren und nach Hause zu holen. Aber wenn sie es nicht selbst gewesen war, wer kam sonst in Frage? Was für eine böse Kraft wäre zu so einer perfiden Tat fähig?

In Gedanken versunken, trat er ans Fenster und beobachtete die Menschen auf der Straße. Bildete er sich das nur ein oder blickten zwei Gestalten von der gegenüberliegenden Seite hinauf zu ihm und zu Margalits Wohnung? Es waren gar wunderliche Personen, wie sie da Bier trinkend in karnevalesken Kostümen an der Häuserwand lehnten und lachten.

Brandt trat vom Fenster weg und zog die Vorhänge zu.

Da hörte er hinter sich Salomon.

»Sehen Sie sich das hier an!«

Margalits Sohn sprach in einem ruhigen, gefassten Ton. Als sich der Rabbiner zu ihm umdrehte, deutete dieser zu den aufgeschlagenen Büchern auf dem Tisch. Brandt ging hinüber. Schon von Weitem konnte er einen Jad sehen, einen silbernen Zeigestab, wie er ihn selbst beim Lesen der Tora benutzt. Er ruhte auf einem alten Buch, dessen Seiten bereits vergilbt waren. Der Rabbiner brauchte nur wenige Sekunden, um zu erkennen, um welches Buch es sich handelte. Es überraschte ihn nicht.

»Das zweite Buch Samuel«, murmelte er und las im Stillen: *Ich wohne in einem Haus aus Zedernholz, die Lade Gottes aber wohnt in einem Zelt.* »Das erklärt wohl die Verwandlung, die dieses Zimmer hier erfahren hat.« Er deutete auf die Holzvertäfelung. »Deine Mutter hat offenbar in ihrer späten Zeit gedacht, ihr Mann sei König David gewesen.«

»Und sie die Königin«, erwiderte Salomon leise. »Sie

war manchmal nicht mehr ganz bei sich und tat sich schwer, im Hier und Jetzt zu bleiben.«

Der Rabbiner blickte auf die weiteren Bücher und Seiten auf dem Tisch. Ein Blatt Papier erregte seine Aufmerksamkeit. In blauer Tinte stand dort handschriftlich notiert:

Ich glaube in ganzem Glauben, dass der Messias kommt, und ungeachtet seines langen Ausbleibens erwarte ich täglich seine Ankunft.

Oh, mein Maimonides, dachte Brandt.

Auch Salomon betrachtete das Blatt Papier. Auch er erkannte den zwölften Glaubensartikel des jüdischen Gelehrten und gab einen gequälten Laut von sich.

»Sie glaubte, mein Vater sei König David und ich der Messias.«

»Du der Messias?« Der Rabbiner überlegte kurz. »Deswegen also haben sie dir den Namen Salomon gegeben.«

»Von Salomo, dem Sohn Davids und dem Erbauer des ersten Tempels. Ja, genau. Eine schöne Bürde.« Margalits Sohn lächelte melancholisch. »Sie hat darauf gewartet, dass mein Vater wieder aufersteht – dank mir. Sie hat mich erst kürzlich in Jerusalem angerufen. Sie wollte mich sehen. Deshalb bin ich überhaupt nach Köln gekommen. Dabei war es nicht einfach, mir so schnell freizunehmen. Wir arbeiten gerade mitten auf einer Baustelle, die bald freigegeben werden muss. Aber mein Chef meinte, die Familie gehe vor. Jetzt werde ich wohl noch ein paar Tage länger hier bleiben.«

Ohne ein weiteres Wort zog Salomon sein Handy aus der Tasche und verließ das Wohnzimmer. Im nächsten Augenblick hörte Brandt, wie Salomon auf Hebräisch zu jemandem sprach. Er wandte sich wieder den Dokumenten auf dem Tisch zu.

Unter der handschriftlichen Notiz entdeckte er ein weiteres Blatt Papier. Es war ein Zeitungsausschnitt, den Margalit in ein Buch geklebt hatte. Die Druckerschwärze hatte sich an einigen Stellen schon verflüchtigt. Doch als er zu der entscheidenden Stelle des Artikels vorgedrungen war, ergab ein Wort das nächste. Der Autor der Geschichte zitierte aus einem uralten Werk.

Der Messias wird einst erstehen und das Königtum des Hauses David zu seinem ursprünglichen Stand bringen. Er baut den Tempel in Jerusalem wieder auf und sammelt die Zerstreuten Israels ein.

Wieder Maimonides.

Plötzlich kam Brandt ein Gedanke. Das war natürlich absurd. Selbst für ihn, den Rabbiner. Als er hörte, dass Salomon sein Gespräch beendet hatte, rief er ins Nachbarzimmer: »Entschuldige, ich muss es vergessen haben. Was machst du noch mal beruflich?«

Salomons Kopf tauchte im Türrahmen auf. »Ich arbeite als Archäologe. Du weißt schon, die Suche nach dem Tempel und so.« Er zuckte mit den Achseln, als ob er selbst nicht so recht an das glaubte, was er machte.

Der Rabbiner besah sich noch einmal den letzten Text. Der Erlöser werde ein Nachfahre Davids sein und den Tempel in Jerusalem wieder aufbauen. Langsam blickte er zu Salomon.

»Warum fragst du?«, wollte Margalits Sohn wissen.

»Och, nur so«, antwortete Adam Brandt ruhig und betrachtete den jungen Mann mit wachsender Neugier.

Dann schlug er das Buch zu.

*

Die Geschichte um Margalit und den Messias ist freilich frei erfunden und erinnert an das außergewöhnliche Treffen zwischen Papst Benedikt XVI. und Rabbiner Teitelbaum sowie an Michail Bulgakows Klassiker »Der Meister und Margarita«. Eine ältere Dame, die einst in der Kölner Synagoge erklärte, ihr Mann liege nicht mehr in seinem Grab auf dem Friedhof in Bocklemünd, gab es sehr wohl. Sie forderte eine Exhumierung, die ihr aber nicht gewährt wurde. Die zitierten Textstellen aus Maimonides und dem zweiten Buch Samuel sind authentisch. Sie stehen für eine Jahrhunderte andauernde Diskussion der Gelehrten um das Erscheinen eines Messias – und damit für die Hoffnung auf Frieden in der Welt.

12 DER FRIEDHOF DER SCHÖNEN DINGE

VON ANGELA ESSER

Die Deutzer Brücke ist heute insgesamt 437 Meter lang und 31,5 Meter breit und führt zwischen Heumarkt und Deutzer Freiheit über den Rhein. 1948 wurde sie als erste Stahlhohlkastenbrücke der Welt eingeweiht und zwischen 1976 und 1980 durch einen sogenannten Brückenzwilling, eine hohle Spannbetonbrücke, erweitert, sodass drei begehbare Hohlräume entstanden (zehn Meter breit und zwischen 130 bis 180 Meter lang), in denen immer wieder Konzerte, Ausstellungen und Kunstinstallationen stattfinden. Beschichtet ist die Deutzer Brücke wie die Mühlheimer Brücke, die Severin- und die Zoobrücke im Kölner Brückengrün oder auch Adenauergrün. Der Ex-Oberbürgermeister Konrad Adenauer hatte sich für die Kölner Brücken diese patinagrüne Farbe gewünscht. Das von der Firma Bayer entwickelte Chromoxidgrün gilt als besonders lichtbeständig und wetterfest.

Vorläufer der Deutzer Brücke waren die römische Konstantinbrücke (um 310), die nach dem Ende der Römerherrschaft verfiel, eine Schiffsbrücke (ab 1822) und die Deutzer Hängebrücke (ab 1935 Hindenburg-

brücke genannt), die 1945 bei Reparaturarbeiten zusammenbrach.

*

Hätte der unbekannte Mann auf dem Seziertisch noch reden können, hätte er gesagt, dass für ihn alles mit einem kleinen unscheinbaren Kronkorken begonnen hatte. Am Rheinufer, direkt unterhalb der Deutzer Brücke. Genau dort hatte er ihn gefunden. Achtlos von irgendjemanden auf den Weg geworfen. Er hatte ihn aufgehoben und betrachtet wie ein kleines Juwel, das im Sonnenlicht funkelte. Hatte sich gefragt, wer jetzt das kühle Bier trank und keinen Gedanken an diesen Korken verschwendete. Es wahrscheinlich nie getan hatte. Aber dieser kleine Kronkorken hatte eine Vergangenheit. Keine große vielleicht. Dennoch, er war in irgendeiner Fabrik hergestellt, danach zur Brauerei gebracht und von einer Maschine auf die Bierflasche montiert worden. Hatte mit der Flasche und dem Bier erst in einem Bierkasten, dann in einem Regal gestanden, bis er gekauft wurde. Nein, nicht er. Begehrt wurde nur der Flascheninhalt. Die Flasche und der Kronkorken waren für das Bier lebensnotwendig – bei dem Gedanken hatte er für einen Moment schmunzeln müssen –, dennoch blieben sie lästiger Abfall.

All das beschäftigte ihn damals, als er den Korken in die Hosentasche steckte und nach Hause ging. Immer und immer wieder holte er ihn hervor und sah ihn von allen Seiten an. Untersuchte den kleinen Knick, den der Flaschenöffner hinterlassen hatte. Die Zacken, die auf die Kuppe seines Zeigefingers gedrückt als geschwungene Linie zu sehen waren.

Er überlegte, ob er dem Korken eine Geschichte geben sollte. Keine bedeutende, aber doch eine Geschichte. Erst brabbelte er sie leise vor sich hin. Holprig. Immer wieder stockend. Ganz für sich allein. Doch je länger er den Korken ansah, umso mehr fiel ihm ein. Wie dieser Korken sich mit anderen Kronkorken unterhalten hatte. Sich jetzt freute, ein neues Zuhause bekommen zu haben.

Ihm gefiel die Geschichte des Kronkorkens, sodass er sie auf ein Stück Papier schrieb, das er zusammenfaltete. Ein winziges Loch in den Kronkorken und in das Papier bohrte und beide mit einer leuchtend roten Schnur verband.

Seitdem hielt er die Augen offen. Erinnerte sich an eine Meldung, die er vor einiger Zeit im Radio gehört hatte. Von dem berühmten und gefeierten Geigenspieler, Der mit einer der teuersten Stradivaris der Welt in einer amerikanischen U-Bahn-Station eine knappe Stunde gespielt hatte. Über Tausend Leute waren an dem Geiger vorbeigelaufen, nur sieben für eine Weile stehen geblieben. So viele, die nicht bereit waren, für ein paar Minuten innezuhalten, um die Schönheit der Musik zu erkennen.

Er würde nicht mehr achtlos an allem vorüberlaufen.

Er würde aufmerksam sein.

Er würde die Schönheit erkennen.

Und alles Schöne hat eine Geschichte.

Was schön ist oder nicht, war für ihn eine persönliche Entscheidung. War das verwelkte Blatt eines Apfelbaumes für den einen Menschen faszinierend schön, war es für den anderen einfach nur ein langweiliges, verwelktes Blatt. Kinder waren anders. Sie erkannten – weit mehr als jeder erwachsene Mensch – die Urschönheit. In Tieren, Menschen, Dingen. Oder in der Musik. Sie waren es denn auch zum größten Teil, die vor dem Geiger in der U-Bahn gerne stehen geblieben wären. Kinder faszinierten nicht nur Blumen, Regenbögen, Wasser, sondern auch Zauberer, Spinnen, Matsch. Wahrscheinlich fanden sie all dies sogar schön. Bis ihnen die Erwachsenen etwas anderes erzählten. Und sie von den Dingen fernhielten.

Schön konnte in seinen Augen alles sein. Alles, was unsere Sinne bereit waren aufzunehmen. Gedankenlos. Und ohne Wertung.

Wie der Schnuller, den er als Nächstes von der Straße aufhob. Ein bunter Plastikschmetterling. Blau, gelb, rot. Die leuchtenden Grundfarben. Völlig zerkaut und mit abgebrochenem Flügel. Aber für ihn war er wunderschön. Weil er eine Geschichte hatte. Wie der Kronkorken.

Und als wollten ihm in Köln heute viele Kinder etwas Schönes schenken, fand er insgesamt acht Schnuller. Pink, weiß, gelb, grün, orange. Eine kleine Reise durch den Farbkasten. Mit Herzchen, Sternen oder Punkten. Und allen gab er eine eigene Geschichte. Dachte an die Kinder, denen sie gehört hatten. Ihr Alter, ihr Aussehen. Was sie gerne aßen und tranken, womit sie gerne spielten. Hörte ihr Lachen. Er schrieb alles auf und band sie mit einem bunten Faden an die Schnuller. Acht Schnuller, acht Geschichten.

Gleich am nächsten Tag legte er auf seinem Computer eine Liste an, in der er alles festhielt. Name des Gegenstands, Datum und Ort des Fundes, kurzer Inhalt der Geschichte. Und betrachtete alles liebevoll jeden Abend, bevor er zu Bett ging.

Aber er fand nicht nur Dinge, die andere verloren oder auf die Wege geworfen hatten, sondern immer öfter schaute er auch in die öffentlichen Papierkörbe, manchmal sogar in Mülltonnen. Hielten ihn einige für einen armseligen Penner oder Landstreicher, ihm war das völlig egal. Er war der Sammler und Bewahrer von schönen Dingen.

Karneval war besonders ergiebig. Brillen, Krawatten, Schuhe. Aber auch zwei kaputte Handys, ein zerrissener roter Gardeuniformrock, diverse Knöpfe. Zwei Kostümmasken, insgesamt sieben Perücken und ein Portemonnaie. Alles brachte er voller Ehrfurcht zu sich nach Hause, nur das Portemonnaie und die Brillen übergab er dem Fundbüro. Nein, er wollte sich nicht bereichern, sondern nur all das zu letzten Ehren kommen lassen, was die ehemaligen Besitzer und Besitzerinnen nicht vermissten. Und nicht mehr benutzen würden, wenn sie es wiederfänden. Obwohl ihnen all diese Gegenstände sicherlich einmal wichtig gewesen waren. Wie für die Kinder all die bunten Schnuller.

Mittlerweile gab es in seinem großen Wohnzimmerschrank kaum noch Platz für all die gefundenen Dinge. Er verschenkte oder verkaufte alles, was er von seinem eigenen Hab und Gut für sein tägliches Leben nicht mehr brauchte, um mehr Platz zu schaffen. Außerdem kaufte er drei neue Regale. Doch schon kurz nach Ostern musste er seine Sammlung in die Küche und ins Badezimmer ausdehnen.

Ich bin der glücklichste Mensch der Welt, dachte er jeden Morgen. Denn wer kann von sich schon behaupten, von so vielen schönen Dingen umgeben zu sein. Wie oft bekommen Menschen etwas geschenkt, was überhaupt nicht gefällt, nicht zur Einrichtung passt oder nicht zu gebrauchen ist. Statt es anderen Menschen weiterzugeben, für die es nützlich und schön wäre, wird es einfach weggeworfen. Was für eine Verschwendung.

Aus diesem Grund sammelte er anfangs weder Plastikflaschen oder -tüten. Erst recht keine Plastikverpackungen. Sie waren für ihn reine Verschwendung. Überflüssig und unsinnig. Wie die unzähligen Zigarettenkippen, die überall herumlagen. Bis er fand, dass sie ebenfalls einen Platz brauchten. Wollte er neben all den schönen Dingen den Menschen zusätzlich ihre ganze Hässlichkeit vor Augen halten. Wie respektlos sie mit ihrer Erde, ihrem ureigenen Lebensraum umgingen. Ohne jede Achtung. Und ohne den Blick auf die Zukunft. Als er einen großen, halb eingerissenen Karton fand, klebte er ihn wieder zusammen und schnitt in die Vorderseite ein großes Loch. Stellte eine Glasplatte hinein, damit all dieser grauenvolle Müll zu sehen war. Auch dem Karton gab er eine Geschichte. »Die Tränen der Meere«. Mit schwarzem Filzstift schrieb er sie in Schönschrift rund um den Karton.

Am nächsten Morgen war es eiskalt, dicke Nebelschwaden hingen über dem Fluss, und kaum ein Mensch war unterwegs. Sonntag. Schon von Weitem sah er auf den Steinen etwas Rotes leuchten, das ihn wie ein Magnet anzog. Und je näher er kam, umso deutlicher konnte er erkennen, dass dort ein Mensch lag. Mit einer roten Daunenjacke bekleidet. Eine Frau mit langen schwarzen Haaren. Wie Schneewittchen so schön, dachte er. Große Locken, die ihr Gesicht einrahmten. Er beugte sich über sie, berührte ihre Wange, versuchte, ihren Puls zu fühlen. Und obwohl er das Blut und das Einschussloch in ihrem Kopf sah, sprach er sie an, rüttelte an ihren Schultern. Voller Hoffnung. Doch die offen stehenden Augen blieben ohne Leben und sahen in eine andere Welt.

Für ein paar Minuten legte er sich neben die Frau. Weinend. Wollte ihr etwas von seiner Wärme geben. Sie war so jung. Sie hätte leben und jeden einzelnen Tag feiern sollen. Aber irgendjemand hatte beschlossen, dass hier ihr Leben zu Ende war. Was für ein Unmensch. Er betrachtete die Frau noch einmal und sah ihre langen Wimpern, die leicht gebogene Nase, die glatte Haut. Ohne nachzudenken, holte er aus seiner Jackentasche das kleine Messer, das er immer bei sich trug, und schnitt ihr eine Locke ab. Verstaute sie in der Innentasche seines Jacketts und lief los, um in einer Telefonzelle die Polizei anzurufen. Aber er fand weit und breit keine. Niemand braucht mehr eine Telefonzelle. Nur er, denn ein Handy hatte er schon lange nicht mehr. Warum auch? Es gab niemanden, den er hätte anrufen können. Eine Cousine im Bergischen vielleicht noch. Ihr schrieb er ab und zu eine Karte. Zu Weihnachten und zum Geburtstag, manchmal einfach so. Und die Nachbarn, denen begegnete er im Haus. Die brauchte er nicht anzurufen.

Er rief laut um Hilfe und fragte sich im gleichen Augenblick, warum er das tat. Die Frau war tot. Helfen konnte ihr niemand mehr. Außer Atem setzte er sich auf eine Parkbank, hob in Gedanken einen Kugelschreiber und zwei Zigarettenkippen auf, schob sie automatisch in seine Hosentasche. Was mochte die Frau getan haben, dass sie so viel Hass auf sich gezogen hat. So viel, dass jemand ihr in den Kopf geschossen hatte. Oder hatte sie sich selbst getötet? Aber an eine Pistole auf den Steinen konnte er sich nicht erinnern. Die Sirenen von Martinshörnern ließen ihn aus seinen Fragen aufschrecken. Er schaute den vorbeifahrenden Polizeiautos nach. Konnte erkennen, dass sie nahe der Stelle, wo die Frau lag, zum Stehen kamen. Sie hatten sie gefunden.

Er stand auf, ging ziellos durch die Straßen und sah überall das Gesicht der Frau. Wieder war der Welt etwas so Schönes verloren gegangen. Er bedauerte sehr, dass er sie nicht mit in seine Wohnung hat nehmen können. Aber er hatte ja die wunderschöne Locke. Sie würde nicht verwesen und für immer verschwunden sein. Er holte sie hervor und streichelte sie liebevoll. Er würde das Haar in Ehren halten, einen ganz besonderen Platz dafür finden. Seine Großmutter, fiel ihm ein, hatte ein Medaillon gehabt, in dem eine Locke ihrer früh verstorbenen Tochter eingefasst war. Wo das Schmuckstück geblieben war, wusste er nicht. Vielleicht würde er etwas Ähnliches finden.

Am Kölner Dom machte er halt und ging hinein. Eine Kerze für die tote Frau. Sollte das kleine Licht den Dom noch etwas mehr erhellen und ihm auch ein wenig mehr Wärme geben. Licht und Wärme von einer toten Frau. Er hielt nicht viel von Gott und Konsorten, aber der Kölner Dom war etwas anderes. Er gehörte zu Köln wie der Rhein und das Kölsch. Und die tote Frau hatte dieses Licht verdient.

Er lief zurück durch die Altstadt und näherte sich noch einmal der Stelle, wo er die Frau gefunden hatte. Überall Polizeiautos. Absperrbänder flatterten im Wind. Menschen, die in kleinen Gruppen beisammen standen und miteinander redeten. Er schnappte hier und da Wortfetzen auf. Es wurde spekuliert, vermutet, mit Sicherheit behauptet. Alles war dabei. Meist waren es Rentner, die die Abwechslung in ihrer täglichen Ödnis dankend annahmen. Er blieb kurz stehen, hätte ihnen gerne zugerufen, dass er die Tote gesehen hatte und sie gar nichts wüssten. Dass sie sich hier mit sinnlosem Geschwätz ohne jeglichen Inhalt die Zeit vertrieben, um zu Hause oder von den Nachbarn sensationsheischend für ein paar Minuten Aufmerksamkeit zu bekommen.

Was für arme Seelen, dachte er und ging weiter.

Der Schlüsselbund lag direkt vor ihm, fast stolperte er darüber. Sieben Schlüssel. Alle in verschiedenen Formen und Größen. Irgendjemand würde heute vor der Haustüre stehen und verzweifelt nach diesen Schlüsseln suchen. Sich fragen, wo er ihn liegen gelassen oder verloren hätte. Herumtelefonieren, den Weg, den er gegangen war, noch einmal ablaufen.

Er oder sie. Das war ihm egal. Hier war auf jeden Fall jemand nicht achtsam genug gewesen. Hatte anderen Dingen mehr Aufmerksamkeit geschenkt. Er beschloss, den Schlüsselbund mit nach Hause zu nehmen und erst am nächsten Tag beim Fundamt abzugeben oder einen Zettel an den Laternenpfahl zu kleben.

Doch am nächsten Tag hing dort schon einer.

»DRINGEND – Schlüssel verloren – 500 Euro Finderlohn!«, stand in großen Lettern darauf. Er las den Zettel aufmerksam und riss den kleinen Schnipsel mit der Telefonnummer ab. Es meldete sich ein Mann, der ihn fast durchs Telefon umarmt hätte, und sie verabredeten sich im Café »Reichard« am Dom. Als Oliver Klein stellte er sich vor und war alles andere als klein. Durchtrainiert, gut aussehend, mindestens 1,95 Meter groß und über das ganze Gesicht strahlend. Der Schlüssel gehöre ihm gar nicht, sondern der Universität, oder eigentlich dem Brückenamt. Gerade hatten sie eine Ausstellung abgeschlossen, die in der Deutzer Brücke stattgefunden hatte. Und er sollte den letzten Kontrollgang machen. Den restlichen Müll entsorgen, der dort noch herumlag. Und mit all den Tüten an seinem Fahrrad musste der Schlüssel irgendwie aus seiner Hosentasche gefallen sein.

»In der Deutzer Brücke?«, fragte der Mann den Studenten erstaunt. »Wo denn da?«

»Na, in den Hohlräumen. Auf der Straße geht's ja schlecht.« Klein lachte. »Fußballplatzgroße Hohlräume. Irre. In diesem Jahr haben wir zum ersten Mal da unsere Semesterarbeiten ausgestellt. War unheimlich gut.«

Was denn nun, dachte der Mann. Unheimlich oder gut?

»Interessant«, sagte er. Die 500 Euro wollte er nicht haben. Ermahnte den jungen Mann nur, dass er in Zukunft einfach besser auf ihm anvertraute Dinge aufpassen solle. Und erzählte ihm nicht, dass er Abdrücke der Schlüssel gemacht hatte.

Willi hatte er eine kleine Geschichte aufgetischt, darin war er ja mittlerweile Meister. Dass seine Mutter langsam immer mehr vergaß, auch wo sie ihre Schlüssel hinlegte. Und damit er immer ins Haus kam, wollte er heimlich Schlüssel nachmachen lassen. Dass seine Mutter schon lange tot war, konnte Willi nicht wissen. Aber Willi hatte Verständnis. Sein Vater mit 84 war da auch nicht viel besser. Nah hatten sich Willi und er nie gestanden. Im selben großen Discounter hatten sie jahrelang zusammen gearbeitet. Er in der Obstabteilung und Willi beim Schlüsseldienst. Willi hatte allerdings noch ein paar Jahre bis zur Rente. Ab und an ging er bei ihm vorbei. Nicht oft, nur manchmal. Viel zu sagen hatten sie sich nie gehabt. Aber er war der Einzige gewesen, mit dem er in den Pausen ein paar Worte gewechselt hatte. Warum, wusste er nicht mehr. Vielleicht, weil die anderen Kolleginnen und Kollegen Willi wegen seiner Hasenscharte nicht mochten. Vielleicht war es aber auch etwas anderes.

Fast drei Wochen dauerte es, bis er den Eingang gefunden hatte. Hier passte zumindest ein Schlüssel. Von der Deutzer Freiheit kam er in die Brücke. Vom Heumarkt aus hätte er durch einen Lagerraum gemusst, der nur mit einem Chip zu öffnen war. Als sich endlich einer der Schlüssel im Schloss drehte, blickte er sich unwillkürlich um. Ob ihn jemand aufhielt. Ihn ansprechen würde, dass er hier nichts zu suchen hätte. Aber niemand nahm von ihm Notiz.

Schnell verschwand er hinter der Tür und schaltete seine Taschenlampe ein. Leuchtete auf die Treppe, die vor ihm lag. Doch als hätte ihn aller Mut verlassen, schaltete er die Lampe schnell wieder aus und schloss für einen Moment die Augen. Was tat er hier? Warum wollte er unbedingt den Innenraum der Brücke sehen? Über ihm donnerten die Fahrzeuge über die Straße, eine Straßenbahn quietschte in den Schienen. Das Horn eines Schiffs dröhnte in seinen Ohren.

Kind wollte er wieder sein. Neugierig und ohne Angst. Fast hatte er es vergessen. Er schaltete die Lampe wieder ein, stieg die Treppe hinauf, öffnete die nächsten Türen und stand plötzlich in dem ersten Hohlraum. Gänsehaut breitete sich auf seinen Armen aus. Kroch an seinem Rücken bis hin zu seinem Kopf hoch. Er fror und gleichzeitig brach ihm beim Anblick der Schweiß aus. Unfassbar. Ein riesiger Raum, in dem er stand. Was hatte

Klein gesagt? 31 Meter war der Hohlraum breit und circa 130 Meter lang. Der mittlere sogar 180 Meter. Länger als ein ganzes Fußballfeld.

Nur alles kälter, grauer, lauter.

Nicht einladend, fast Furcht einflößend.

Und doch wusste er mit einem Schlag, dass dies sein neues Zuhause werden musste. Vielleicht nicht ganz, aber das Zuhause für all die schönen Dinge mit ihren Geschichten. Ein Jahr hatte er Zeit, seine Ausstellung vorzubereiten. Denn vorher wurden die Räume nicht mehr benutzt. Hatte Klein gesagt. Alle würden sie dann seine Sammlung sehen können. Und auch all die Hässlichkeiten, mit denen sie Köln verunstalteten.

In einem Blaumann als Tarnung brachte er all seine Fundstücke dorthin. Frühmorgens, wenn kaum Leute unterwegs waren. So hielten sie ihn vielleicht für einen Techniker, der in der Brücke Ausbesserungsarbeiten vornahm. Wenn sie ihn überhaupt wahrnahmen. Viel zu sehr waren sie mit anderen Dingen beschäftigt. Ihren Einkäufen, dem Erreichen der nächsten Straßenbahn, was auch immer.

Innerhalb von zwei Wochen hatte er es geschafft. Alles befand sich in der Brücke, und er war erstaunt, nach wie wenig es in den großen Räumen aussah. Noch viel mehr hatte hier Platz. Unendlich viel Platz. Und sie waren von ihm auch nur hingestellt, nicht arrangiert. Das musste er ändern. Und weiter sammeln. Vor allem mehr von all den schönen Dingen. Denn aus dem einen Karton mit den Kippen und Plastikabfällen waren mittlerweile schon fünf geworden. Nahmen fast mehr Platz ein als all die anderen Sachen.

Und er sammelte und sammelte …

Schuhe, Kettchen, Kuscheltiere, Tischdecken, Mützen, Handschuhe, Regale, sogar eine Matratze. Wenn er irgendwo einen Sperrmüll entdeckte, war es für ihn eine besondere Freude. So viele Schätze, die er in die Brücke bringen konnte. Gelegentlich verbrachte er sogar eine Nacht bei ihnen. Sah aus den wenigen vergitterten Fenstern auf den Rhein, lauschte den Geräuschen. Spielte seine eigene Musik dazu. Schlug mit abgebrochenen Kochlöffeln auf alte, verrostete Töpfe, Vasen und Flaschen. Sang lauthals die Melodie, die ihm in den Kopf kam. Hier störte er niemanden.

Selten hatte er sich in seinem Leben so glücklich gefühlt. Vielleicht so wie damals mit Rosemarie. Als sie am Hochzeitstag mit einem Boot den Rhein hinaufgefahren waren. Und sie dachten, ein Leben voller Lachen würde vor ihnen liegen. Aber auf den Buchseiten ihres gemeinsamen Lebens stand etwas anderes. Leid, Trauer, Hoffnungslosigkeit. Der Verlust der Kinder, Rosemaries schwere Krankheit. Der Tod war sein ständiger Begleiter gewesen. Bis er allein war. Und nie den Mut aufgebracht hatte, seinem Leben auch ein Ende zu setzen.

Durchgeschwitzt und glückselig verließ er die Räume und machte sich auf den Heimweg. Autos rasten an ihm vorüber, ohne dass er sie wahrnahm. Dachte, dass die Frau, die vor ihm mitten auf der Brücke stand, einfach nur auf den Rhein schaute. Eine der ersten warmen Nächte genoss. Doch als er näher kam, drehte sie sich zu ihm und schaute ihn an. Er kannte diesen Blick. Diese Augen. So hatte ihn sein Sohn angesehen, kurz bevor er sich umgebracht hatte. Ich kann und will nicht mehr. Wütend hatte er ihn damals an den Armen gepackt und geschüttelt. Auf ihn eingeschrien. Aber alle seine Worte hatten ihn nicht mehr erreicht.

Er blieb stehen und stellte sich neben die Frau. Stellte fest, dass sie fast noch ein Kind war. Sie rückte nicht von ihm ab und ging auch nicht weg. Schaute auf den Fluss, der unter ihnen gleichmäßig weiterrauschte.

»Ich liebe ihn«, sagte er.

Das Mädchen antwortete nicht, starrte weiter die Brücke hinunter.

»Manchmal«, fuhr er fort, »werfe ich ihm eine Blume zu. Wenn ich eine finde. Das macht ihn dann noch schöner. Und ich denke dann an meine Frau, die hier begraben liegt. Naja, nicht ganz, aber ein ganz wenig Asche von ihr. Das wollte sie so.« Und er erzählte ihr von Rosemarie, die an Krebs gestorben war, und seiner Tochter, die bei einem Verkehrsunfall ums Leben gekommen war. Erzählte von seinem Sohn. Dass er jetzt nach all dem Traurigen nur noch Augen haben wollte für das Schöne auf dieser Welt, in dieser Stadt.

»Hier ist nichts schön, aber auch gar nichts«, unterbrach sie ihn plötzlich.

Er sah sie an und bemerkte ihre strähnigen, verfilzten Haare, die zerrissene Kleidung. Die dreckigen Hände und Fingernägel. Ihren abgemagerten Körper. Den stechenden Geruch. Konnte sich vorstellen, warum vor ihm kein anderer Mensch stehen geblieben war. Obdachlose waren für viele Abschaum, Schmarotzer, Heimatlose. Von denen man sich am besten fernhielt, als seien sie eine ansteckende Krankheit.

»Erzähl mir von dir.«

»Warum?«, fragte sie.

»Weil ich Geschichten aufschreibe, die schön sind.«

Sie lachte heiser auf. »Geh einfach weiter. Ist besser.«

»Besser für wen?«

Er drehte sich zu ihr, aber sie zuckte nur mit den Schultern und starrte weiter auf den Fluss.

»Komm mit, ich zeig dir was!«, und forderte sie auf, mit ihm zu gehen.

»Warum?«, fragte sie wieder.

»Springen kannst du später auch noch«, sagte er und ging los. Tatsächlich setzte sich das Mädchen ebenfalls in Bewegung und lief mit einem Meter Abstand hinter ihm her. Er führte sie in den ersten Raum unter der Brücke, schaltete die Lichter ein. Holte einen Stuhl und einen Hocker, setzte sich und goss zwei Gläser Wein ein.

»Wenn du willst, kann ich uns auch etwas zu essen machen. Ich habe alles hier«, und deutete auf zwei Kochplatten auf einem kleinen Tisch.

Das Mädchen stand immer noch am Eingang, hatte sich die Arme um den dürren Körper geschlungen. Schaute auf all die Dinge, die hier aufgereiht waren. Näherte sich einem Teddybären, der nur einen Arm hatte. Hob ihn auf.

»Was ist das hier?«, rief sie ihm zu.

»Der Bär?«

»Nein, das alles hier. Sieht aus wie eine Riesenmüllhalde.«

Er lächelte.

»Das ist der ›Friedhof der schönen Dinge‹. Wenn du willst, erzähle ich dir all die Geschichten der einzelnen Sachen. Auch die des Bären.«

Und er erzählte die ganze Nacht, bis das Mädchen eingeschlafen war. Er deckte es zu und sang ein Gute-Nacht-Lied. So wie er es früher bei seinen Kindern gemacht hatte.

Am nächsten Morgen holte er Brötchen, Butter, Marmelade, Eier und machte ihnen ein Frühstück. Und erzählte weiter. Und irgendwann fing auch das Mädchen an zu reden. Von dem Vater, den sie nie kennengelernt hatte. Der Mutter, die irgendwann verschwand. Dass sie Lena hieß.

Warum sie lieber auf der Straße wohnte als im Heim.

Warum sie sich das Leben nehmen wollte.

Warum sie sich wertlos fühlte.

Und irgendwann keine Kraft mehr hatte.

Sie ist die Königin, dachte er. Sie wird bei meiner Ausstellung auf einem Thron sitzen und die Hüterin meiner Schätze sein. Alle sollen sehen, an welch wunderbarer Frau sie tagtäglich in den Straßen von Köln vorübergelaufen sind. Mit Ekel im Gesicht. Nicht ihre Schönheit erkannt haben. Und nicht bereit waren, ihr die Hand zu reichen, die sie genommen hätte.

Gemeinsam malten sie Plakate, gestalteten die Räume, lachten. Niemand nahm Anstoß an dem Mann, der täglich einen Eimer mit Exkrementen in den Rhein kippte. Der Frau, die sich öffentlich die Haare wusch. Sie waren unsichtbar. Nein, nicht unsichtbar. Sie wurden ignoriert. Was man nicht sehen wollte, existiert nicht. Wie der Müll in den Straßen, den sie selbst überall hinwarfen.

»Ich werde Willi überreden, noch einen Satz Schlüssel zu machen«, sagte er eines Abends. »Dann kannst auch du hier gehen und kommen, wann du willst. Und was nach der Ausstellung ist, werden wir dann sehen.«

Sie nickte und verabschiedete sich von ihm.

»Wenn du zurück bist, gibt es Erbsensuppe.«

Er streichelte ihr über das Haar. Betrachtete sie, wie

sie auf dem alten, wackligen Stuhl saß und ihn anlächelte. Ihm schossen Tränen in die Augen. Was für eine Schönheit. Welch eine Würde, die sie auf diesem Stuhl ausstrahlte. Es musste Bestimmung gewesen sein, dass er sie gefunden hatte. Sie wird sie alle in ihren Bann ziehen. Der Ausstellung den verdienten Glanz geben.

Er verschloss die Tür an der Deutzer Freiheit. Lief über die Brücke, die er schon Hunderte Male begangen hatte, und hätte jeden, der ihm begegnete, umarmen können. Hätte gerne hinausgerufen, dass sie alle bald sehen könnten, was er gesammelt hatte. Würde mit ihnen reden. Über Achtlosigkeit, Desinteresse, Oberflächlichkeit. Über Lena.

Kurz vor dem Heumarkt kam eine Gruppe junger Männer auf ihn zu. Rauchend. Grölend. Bierflaschenschwenkend. Umkreisten ihn. Hielten ihn fest. Schubsten ihn hin und her. Bis er fiel. Die Schlüssel rutschten aus seiner Hosentasche. Einer der Männer hob ihn auf und schwenkte ihn in der Luft. Er versuchte, danach zu greifen. Doch jedes Mal, wenn er zufasste, warf einer dem anderen den Schlüsselbund zu. Und irgendwann flog er über das Brückengeländer und verschwand in der Dunkelheit. Fassungslos und voller Wut holte er aus, schlug dem Ersten ins Gesicht. Die Tritte gegen seine Knie ließen ihn aufschreien, nach Hilfe rufen. Doch das Gegröle der Männer übertönte alles.

Er trat ebenfalls nach ihnen, schlug um sich. Hoffte, dass irgendjemand vorbeikam. Aber es kam niemand. Sie wechselten einfach die Straßenseite, liefen glotzend weiter. Wollten sich nicht in das Gerangel der Männer einmischen. Junggesellenabschied vielleicht. Ein bisschen über die Stränge schlagende Männer.

Bemerkten nicht, wie die ersten Messerstiche seinen Körper trafen.

Hörten nicht, wie er Lenas Namen flüsterte.

Sahen nicht, wie er den kleinen Kronkorken in seiner Hosentasche umklammert hielt.

Ließen ihn auf dem Gehweg verbluten.

»Lena …«

DIE AUTOREN

DIE HERAUSGEBER:

Lutz Kreutzer, im Rheinland geboren und aufgewachsen, ist promovierter Naturwissenschaftler. Seine beruflichen Reisen und Alpinabenteuer verwandelt er in spannende Literatur. Sein Thriller »Schröders Verdacht« schaffte es auf Platz 1 im kindle-Shop. Er lebt in München.

www.lutzkreutzer.de

*

Uwe Gardein wurde 1945 in Berlin geboren und lebt in der Nähe von München. Er schreibt Kriminalromane sowie historische Romane und erhielt das Förderstipendium für Literatur der Landeshauptstadt München.

www.gmeiner-verlag.de/autoren/autor/51-uwe-gardein.html

*

DIE WEITEREN AUTOREN:

Nach vielen Jahren als Schauspielerin lebt Isabella Archan in Köln. Hier beginnt ihre Laufbahn als Autorin mit ihren Krimireihen um die ermittelnde Zahnärztin Doktor Leocardia Kardiff und die Inspektorin Willa Stark, mit deren schrägen Geschichten sie ihre MordsTheater-Lesungen belebt.

www.isabella-archan.de

*

Christina Bacher ist in Kaiserslautern geboren und lebt als Autorin und Journalistin in Köln. Sie war Stipendiatin des Kölner Kulturamts, außerdem ist sie Mitglied der Mörderischen Schwestern und beim SYNDIKAT und betreibt »Bachers Büro«, eine Schmiede für Texte aller Art.

www.bachers-buero.de

*

Angela Eßer wurde in Krefeld geboren und studierte Theaterwissenschaft in München. Sie ist Autorin, Herausgeberin von Krimi-Anthologien, Initiatorin von Bloody Cover, veranstaltet Krimi-Kochkurse, organisiert Krimifestivals und war langjährige Sprecherin des SYNDIKATs.

www.angelaesser.de

*

Michaela Grünig, geboren und seelisch beheimatet in Köln, war lange Jahre in der Entwicklungshilfe tätig. Heute lebt sie als Vollzeit-Autorin mit ihrer Familie in der Westschweiz. Neben Krimis schreibt sie heitere, bisweilen tiefgründige Unterhaltungsromane.

www.michaelagruenig.com

*

Tatjana Kruse lebt und arbeitet in Schwäbisch Hall. Zu ihren Krimödien-Serienhelden gehören die »Wuchtbrumme«, die »Schnüffelschwestern« und der stickende Ex-Kommissar Siegfried Seifferheld.

www.tatjanakruse.de

*

Elke Pistor ist seit 2009 als Autorin, Publizistin und Mediendozentin tätig. Für ihre Arbeiten wurde sie bereits mehrfach ausgezeichnet. Sie ist Organisatorin des Autorentreffens SKRIVA.de in Köln.

www.elkepistor.de

*

Leon Sachs, 1982 in Köln geboren, lebt und arbeitet in seiner Heimatstadt. Er studierte Medienwissenschaften in Fribourg und diplomierte an der Durham University in Religion und Theologie. 2016 erschien sein Thrillerdebüt »Falsche Haut«, 2017 folgte »Eleven«, 2018 »Mein ist die Macht«.

www.leon-sachs.com/

*

Regina Schleheck hat sich im Krimi wie in der Fantastik durch vielfache Auszeichnungen, u. a. dem Friedrich-Glauser-Preis der deutschsprachigen Krimiautoren, einen Namen gemacht. Domäne der Exil-Kölnerin, Oberstudienrätin und fünffachen Mutter ist die Kurzprosa.

www.regina-schleheck.de

*

Michael Schreckenberg wurde 1971 geboren und lebt in Leverkusen. Er erzählt seine Geschichten in Form von Romanen, Kurzgeschichten und Drehbüchern. Seine erste Kurzgeschichte schrieb er mit 13, sein Debutroman »Der Finder« erschien 2010.

www.schreckenbergschreibt.com

*

Der Kölner Kriminalhauptkommissar und Autor Andreas Schnurbusch, Jahrgang 1960, hat bisher vier Kriminalromane veröffentlicht. Mit seinen Büchern zeigt er, wie man reale Polizeiarbeit und spannende Unterhaltung verknüpfen kann.

www.andreas-schnurbusch.de

*

Jutta Wilbertz studierte Angewandte Theaterwissenschaft in Gießen und ist Autorin, Textdichterin, Sängerin und Musikkabarettistin. Sie ist Mitglied bei den Mörderischen Schwestern und im SYNDIKAT und lebt mit Mann, Tochter, Hund in Köln.

www.jutta-wilbertz.de

Weitere Titel finden Sie auf den folgenden Seiten und im Internet:

WWW.GMEINER-SPANNUNG.DE

Alle Bücher von Lutz Kreutzer:

Hauptkommissar Josef Straubinger ermittelt:
1. Fall: Die Akte Hürtgenwald
ISBN 978-3-8392-2812-8

2. Fall: Römerfluch
ISBN 978-3-8392-0338-5

Schaurige Orte in der Schweiz (Hrsg.)
ISBN 978-3-8392-2854-8

Schaurige Orte in Südtirol (Hrsg.)
ISBN 978-3-8392-0190-9

Schaurige Orte am Niederrhein (Hrsg.)
ISBN 978-3-8392-0300-2

Schaurige Orte in Österreich (Hrsg.)
ISBN 978-3-8392-0410-8

Schaurige Orte auf Mallorca (Hrsg.)
ISBN 978-3-8392-0504-4

mit Uwe Gardein (Hrsg.):

Die gruseligsten Orte in München
ISBN 978-3-8392-2433-5

Die gruseligsten Orte in Köln
ISBN 978-3-8392-2454-0

Düstere Orte in Nürnberg
ISBN 978-3-8392-2569-1

Die gruseligsten Orte in Hamburg
ISBN 978-3-8392-2703-9

GMEINER SPANNUNG

WWW.GMEINER-VERLAG.DE
Wir machen's spannend

DIE NEUEN Lieblingsplätze

ISBN 978-3-8392-0370-5
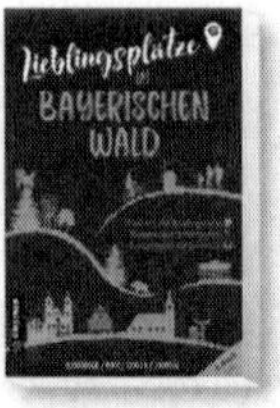

ISBN 978-3-8392-0373-6
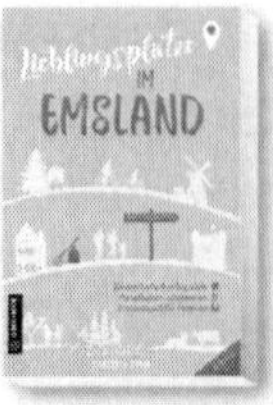

ISBN 978-3-8392-0371-2
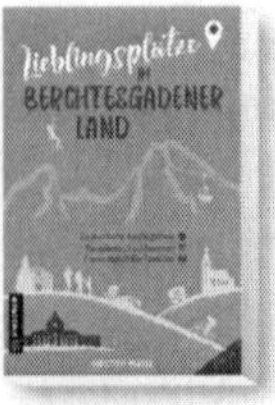

ISBN 978-3-8392-0158-9
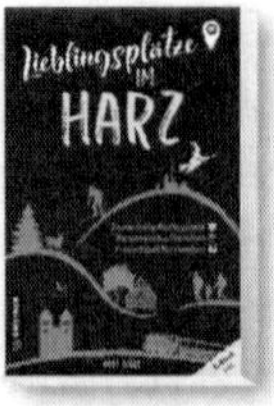

ISBN 978-3-8392-0372-9
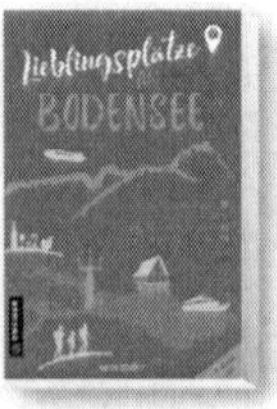

ISBN 978-3-8392-0376-7
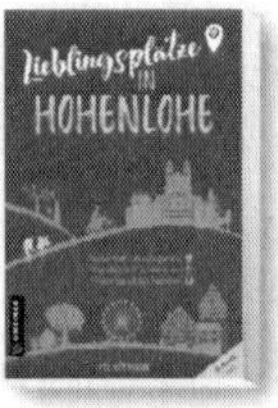

ISBN 978-3-8392-0378-1
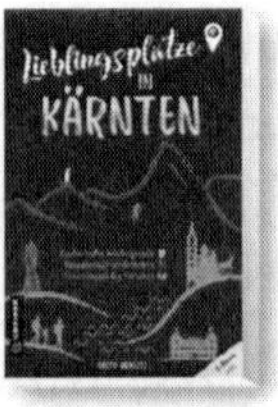

ISBN 978-3-8392-0386-6
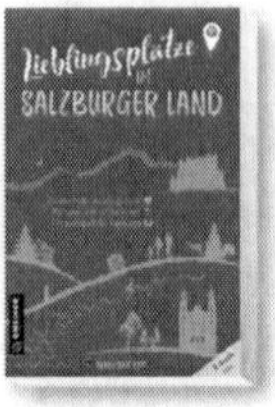

ISBN 978-3-8392-0375-0
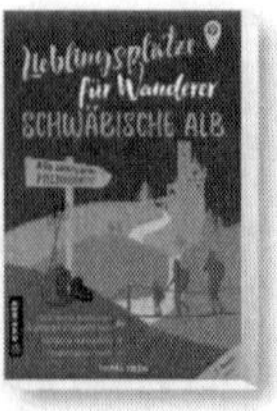

ISBN 978-3-8392-0380-4
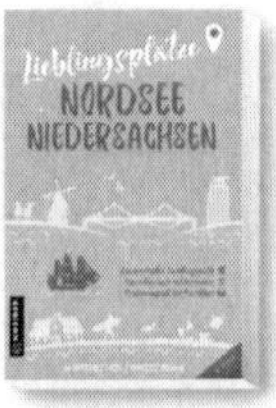

ISBN 978-3-8392-0381-1
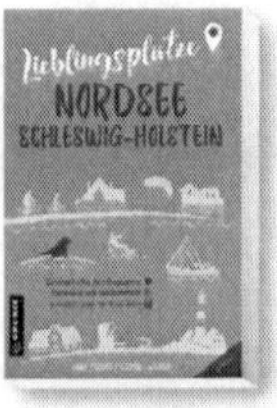

ISBN 978-3-8392-0382-8
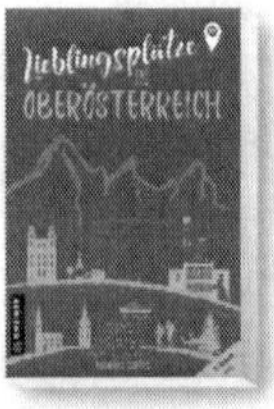

ISBN 978-3-8392-0383-5
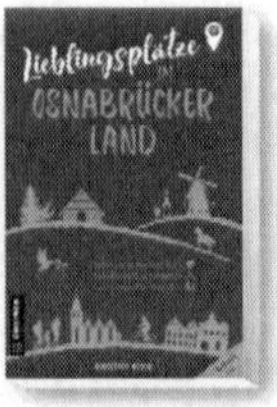

ISBN 978-3-8392-0374-3
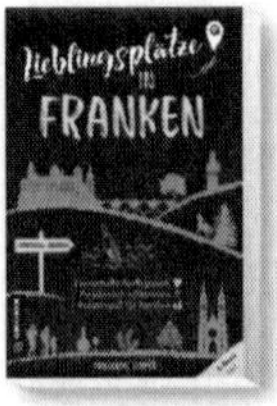

ISBN 978-3-8392-0377-4
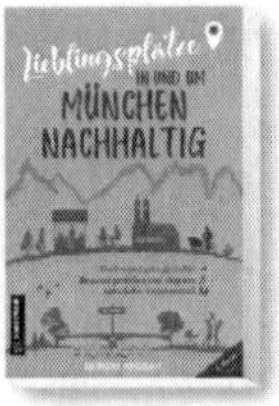

ISBN 978-3-8392-0385-9
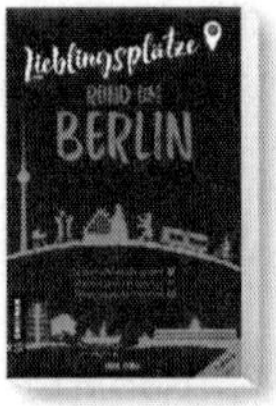

GMEINER KULTUR

WWW.GMEINER-VERLAG.DE
Mensch, Kultur, Region